Störungen systemisch behandeln

CARL-AUER

Die Reihe »Störungen systemisch behandeln«

Ursprünglich ein querdenkendes Außenseiterkonzept, hat sich der systemische Ansatz heute in vielen Bereichen der Therapie und der Beratung theoretisch wie praktisch etabliert. Auch Vertreter anderer Schulen bereichert er mittlerweile in ihrer Arbeit. Die Etablierung eines Paradigmas birgt für dieses selbst aber auch Risiken, weil sie stets mit der Verfestigung von Denk- und Handlungsgewohnheiten einhergeht. Die Reihe *Störungen systemisch behandeln* stellt sich vor diesem Hintergrund zwei Herausforderungen: Nichtsystemischen Behandlern und Vertretern anderer Therapierichtungen soll sie komprimiert und praxisorientiert vorstellen, was die systemische Welt im Hinblick auf bestimmte Störungsbilder zu bieten hat. Innerhalb der Systemtherapie steht sie für eine neue Phase im Umgang mit dem Konzept von »Störung« und »Krankheit«.

Historisch gesehen war einer ersten Phase mit erfolgreichen Konzepten zu Krankheitsbildern wie Schizophrenie, Essstörungen, psychosomatischen Krankheiten und affektiven Störungen eine zweite Phase gefolgt, die geprägt war von einem gezielten Verzicht oder einer definitiven Ablehnung aller Formen störungsspezifischer Codierungen. In jüngerer Zeit wenden sich manche Vertreter der systemischen Welt wieder störungsspezifischen Konzepten und Fragen zu – und werden von anderen dafür deutlich attackiert. Diese neue Welle ist bedingt durch die Anerkennung der Systemtherapie als wissenschaftliches Heilverfahren, durch den Antrag auf deren sozialrechtliche Anerkennung und nicht zuletzt dadurch, dass viele im klinischen Sektor systemisch arbeitende Kollegen täglich gezwungen sind, sich zu störungsspezifischen Konzepten zu positionieren.

Die systemische Welt hat hierzu einiges anzubieten. Die Reihe *Störungen systemisch behandeln* will zeigen, dass und wie die Systemtheorie mit traditionellen diagnostischen Kategorien bezeichnete Phänomene ebenso gut und oft besser beschreiben, erklären und mit hoher praktischer Effizienz behandeln kann. Sie verfolgt dabei zwei Ziele: Zum einen soll systemisch arbeitenden Kollegen das große Spektrum theoretisch fundierter und praktikabler systemischer Lösungen für einzelne Störungen zugänglich gemacht werden – ohne das Risiko, die eigene systemische Identität zu verlieren, im besten Fall sogar mit dem Ergebnis einer gestärkten systemischen Identität. Gleichzeitig soll nicht-systemischen Behandlern und Vertretern anderer Schulen das umfangreiche systemische Material an Erklärungen, Behandlungskonzepten und praktischen Tools zu verschiedenen Störungsbildern auf kompakte und nachvollziehbare Weise vermittelt werden.

Verlag, Herausgeber und Autoren bemühen sich, einerseits eine für alle Bände gleiche Gliederung einzuhalten und andererseits kreativen systemischen Köpfen die Freiheit des Gestaltens zu lassen.

An die Stelle der Abgrenzung und der Konkurrenz zwischen den verschiedenen Therapieschulen ist heute der Austausch zwischen ihnen getreten. Die Reihe »Störungen systemisch behandeln« versteht sich als ein Beitrag zu diesem Dialog.

Dr. Hans Lieb, Dr. Wilhelm Rotthaus

Wilhelm Rotthaus

Nichtsuizidales selbstverletzendes Verhalten (NSSV) von Jugendlichen und jungen Erwachsenen

Störungen systemisch behandeln
Band 20

Herausgegeben von
Hans Lieb und Wilhelm Rotthaus

2023

Reihe »Störungen systemisch behandeln«, Band 20
hrsg. von Hans Lieb und Wilhelm Rotthaus
Reihengestaltung: Uwe Göbel
Umschlaggestaltung: B. Charlotte Ulrich
Redaktion: Uli Wetz
Satz: Heinrich Eiermann
Printed in Germany
Druck und Bindung: CPI books GmbH, Leck

MIX
Papier | Fördert gute Waldnutzung
FSC® C083411
www.fsc.org

CPI klimaneutral
Mehr Bäume. Weniger CO_2

Erste Auflage, 2023
ISBN 978-3-8497-0497-1 (Printausgabe)
ISBN 978-3-8497-8456-0 (ePUB)

Bibliografische Information der Deutschen Nationalbibliothek:
Die Deutsche Nationalbibliothek verzeichnet diese Publikation in der Deutschen Nationalbibliografie; detaillierte bibliografische Daten sind im Internet über http://dnb.d-nb.de abrufbar.

Informationen zu unserem gesamten Programm, unseren Autoren und zum Verlag finden Sie unter: https://www.carl-auer.de/.
Dort können Sie auch unseren Newsletter abonnieren.

Carl-Auer Verlag GmbH
Vangerowstraße 14 · 69115 Heidelberg
Tel. +49 6221 6438-0 · Fax +49 6221 6438-22
info@carl-auer.de

Inhalt

1 Einleitung

»Aus einem vielschichtigen Paket wickelt sie sorgfältig eine Rasierklinge heraus. Die trägt sie immer bei sich, wohin sie sich auch wendet. Die Klinge lacht wie der Bräutigam der Braut entgegen. SIE prüft vorsichtig die Schneide, sie ist rasierklingenscharf. Dann drückt sie die Klinge mehrere Male tief in den Handrücken hinein, aber wieder nicht so tief, dass Sehnen verletzt würden. Es tut überhaupt nicht weh. Das Metall fräst sich hinein wie in Butter. Einen Augenblick klafft ein Sparkassen-Schlitz im vorher geschlossenen Gewebe, dann rast das mühsam gebändigte Blut hinter der Sperre hervor.«

Elfriede Jelinek, *Die Klavierspielerin* (1986, S. 45)

»Mit der Klinge fahr ich langsam meinen Unterarm hinauf,
dann ein Schnitt, klein und flach, und die Welt blüht auf …«
Refrain: »Das Blut so rot, das Blut so rein, die Zeit heilt meine Wunden nicht.
Mein Blut zu seh'n, ist wunderschön. Mein Blut zu sehen tröstet mich.«

Narben, Song der deutschen Gruppe »Subway to Sally«
(Auszug - nach Stegemann et al., *Die Funktion von Musik* … 2010, S. 826)

Nichtsuizidales selbstverletzendes Verhalten (NSSV) zeigt sich als eigenständige Symptomatik vergleichsweise häufig im Jugendalter und bei jungen Erwachsenen, während es im späteren Erwachsenenalter vorwiegend bei stressassoziierten psychischen Störungen wie beispielsweise Persönlichkeitsstörungen, posttraumatischen Belastungsstörungen, dissoziativen Störungen oder Depressionen in Erscheinung tritt. Deshalb werden beide Altersgruppen, Jugendliche und junge Erwachsene, im Titel dieses Buches angesprochen.

Menschen, die sich selbst verletzen, haben in der Regel ein schweres Leben. Auch wenn Selbstverletzungen kurzzeitig Entlastung schaffen können, vergrößern sie langfristig die Probleme und Belastungen, die am Beginn dieses Verhaltens stehen. Die Zeichen der selbst zugefügten körperlichen Verletzungen verschwinden nicht. Scham und Verzweiflung über den offensichtlich nicht endenden Kreislauf treten hinzu. Die meisten Jugendlichen und jungen Erwachsenen fühlen sich leer, von den Personen ihrer Umgebung unverstanden und missverstanden, viele erleben sich als eine Belastung für die anderen.

Für Eltern, Geschwister, Freunde und andere stellt dieses Verhalten gleichermaßen eine außerordentliche Belastung dar. Kaum ein Angehöriger ist in der Lage, sich in die Motive für dieses Verhalten einzufühlen und es zu verstehen. Es erscheint sinnlos und tief befremdend. Selbst Fachleute sind oft nicht in der Lage, diesem Verhalten mit Gelassenheit zu begegnen. Müssen die Wunden chirurgisch versorgt werden, begegnen diese Menschen oft einer Wand von Unverständnis, Ablehnung, Kritik und Vorwürfen. In den Publikationen von Psychotherapeutinnen spielt das Phänomen der Gegenübertragung eine große Rolle. Frances beschrieb die Situation bereits 1987 (nach Favazza 1987, p. 244) sehr treffend:

> »Unter all den verwirrenden Verhaltensweisen von Patienten ist die Selbstverletzung diejenige, die am schwersten zu verstehen und zu behandeln ist. [...] Der typische Kliniker (einschließlich meiner selbst) bleibt bei der Behandlung eines Menschen, der sich selbst verletzt, oft zurück mit den Gefühlen von Hilflosigkeit, Entsetzen, Schuld, Wut, mit dem Erleben von Vertrauensmissbrauch, Ekel und Traurigkeit.«

Diese Beschreibung veranschaulicht die große Macht der selbstverletzenden Handlung, der sich kaum ein Mensch entziehen kann. Andererseits ist Selbstverletzung ein Phänomen, das seit Menschengedenken praktiziert wurde und das auch unter den Mitgeschöpfen des Menschen, den Tieren, unter sehr belastenden Bedingungen zu beobachten ist.

Der Aufbau des Buches folgt der Gliederung, die allen Büchern der Reihe »Störungen systemisch behandeln« – angepasst an das jeweilige Thema – zugrunde liegt. Am Anfang steht eine Phänomenbeschreibung nichtsuizidalen selbstverletzenden Verhaltens (NSSV), auf die sich die Wissenschaftlerinnen und Wissenschaftler nach langen Auseinandersetzungen über die Abgrenzung des nichtsuizidalen selbstverletzenden Verhaltens von suizidalem Verhalten in den letzten Jahrzehnten geeinigt haben. Diese Abgrenzung wird sodann in einem eigenen Kapitel thematisiert mit Hinweisen darauf, wie es zum Übergang vom nichtsuizidalen selbstverletzenden Verhalten zu suizidalem Verhalten kommen kann und auf welche Anzeichen dabei zu achten ist. Es folgen Angaben zur Häufigkeit, zum Verlauf, zu komorbiden Störungen und zur Testdiagnostik.

In Kapitel 3 wird in einem kulturhistorischen Rückblick über selbstverletzende Verhaltensweisen als kulturell sanktionierte Rituale der Körpermodifikation in den unterschiedlichsten Regionen dieser Welt berichtet. Es wurde versucht, aus der Fülle der Darstellungen eine Auswahl zu treffen, damit dieses Kapitel nicht den Eindruck eines Kuriositätenkabinetts erhält. Als Kriterium wurde die offensichtlich dominierende Funktion dieses Verhaltens gewählt, in dem Wissen, dass zumeist vielfältige Intentionen und Funktionen den selbstverletzenden Verhaltensweisen zugrunde liegen. Der wesentliche Sinn dieses Kapitels liegt darin, zu zeigen, dass Selbstverletzungen ein charakteristisch menschliches Verhalten in der Auseinandersetzung mit dem Sinn dieses Lebens, mit seinen Bedrohungen und Gefahren, mit Unglück und Trauer, mit Mühsal und persönlichem Scheitern darstellen. Die Darstellungen sollen den Leserinnen[1] die Möglichkeit geben, sich mit den eigenen Gefühlen von Abwehr, Ekel und Unverständnis auseinanderzusetzen. Auf diese Weise wird - so die Hoffnung - ein Boden geschaffen, um einer sich selbst verletzenden Jugendlichen und ihrer Symptomatik mit einer größeren inneren Sicherheit zu begegnen, das Verhalten als Ausdruck großer Not und Verzweiflung zu würdigen und mit der notwendigen wertschätzenden Neugier den Sinn dieses Verhaltens im Einzelfall zu explorieren.

In den folgenden Kapiteln werden, wie in der Reihe üblich, Risikofaktoren für das Auftreten von NSSV dargestellt und Funktionen dieses Verhaltens erörtert. Es folgt die Darstellung des Störungs-

1 In diesem Buch werde ich der besseren Lesbarkeit wegen weitgehend weibliche Geschlechtsbezeichnungen benutzen, da NSSV trotz einer Zunahme dieser Symptomatik bei männlichen Jugendlichen und jungen Erwachsenen doch noch häufiger bei Personen weiblichen Geschlechts auftritt und auch unter Therapeutinnen und Therapeuten die Zahl der Frauen überwiegt. Selbstverständlich sollen sich Personen jeglichen Geschlechts angesprochen fühlen.

verständnisses und der Therapieansätze der verschiedenen Psychotherapieverfahren. In Kapitel 7 werden generelle Empfehlungen für den Umgang mit selbstverletzendem Verhalten gegeben. Anschließend wird das systemische Störungsverständnis kurz erörtert. In Kapitel 9 werden systemtherapeutische Vorgehensweisen vorgestellt, die sich in der ambulanten Arbeit und in der stationären Therapie bewährt haben. Den Abschluss bilden Hinweise auf den Umgang mit Jugendlichen, die selbstverletzendes Verhalten in der Schule oder in der stationären Jugendhilfe zeigen.

An dieser Stelle bedanke ich mich bei dem Lektor Uli Wetz, bei meinem Mitherausgeber Dr. Hans Lieb und bei meinem Kollegen Uwe Scheffler für die Durchsicht des Manuskripts und seine wertvollen Anregungen sowie bei Heike Waldhausen, die die Erstellung des Manuskripts – wie auch schon bei meinen vorangegangenen Büchern – mit positiver Kritik und vielen Ideen begleitet hat.

2 Klinisches Erscheinungsbild

2.1 Beschreibung

Selbstverletzendes Verhalten wird in der derzeit noch gültigen Version der multiaxialen Klassifikation der Weltgesundheitsorganisation (ICD-10) lediglich als Symptom einer emotional instabilen Persönlichkeitsstörung vom Borderline-Typ (F60-31) oder auf der vierten Achse als »vorsätzliche Selbstbeschädigung mit einem scharfen Gegenstand« (X78) aufgeführt. Aufgrund der erheblichen Zunahme selbstverletzenden Verhaltens insbesondere im Kindes- und Jugendalter und einer stetig wachsenden internationalen Literatur wurde jedoch im DSM-5 (American Psychiatric Association 2013) eine eigenständige diagnostische Entität »nichtsuizidales selbstverletzendes Verhalten - NSSV« (engl. *nonsuicidal self-injury - NSSI*) definiert und in die Sektion der Störungsbilder mit weiterem Forschungsbedarf, also nicht als formal anerkannte Diagnose, aufgenommen. Es wurden folgende Diagnosekriterien formuliert (angelehnt an die Übersetzung von Plener 2015, S. 7 f.):

- Die Selbstverletzung erfolgt mindestens an fünf oder mehr Tagen innerhalb eines Jahres.
- Die Selbstverletzung geschieht durch eine Schädigung der Körperoberfläche beispielsweise durch Schneiden, Verbrennen, Stechen, Schlagen, Hautaufreiben. Blutungen, Quetschungen und Schmerzen sind wahrscheinlich.
- Die Handlung erfolgt in Erwartung eines lediglich kleinen bis moderaten körperlichen Schadens.
- Es besteht keine Suizidabsicht.
- Erwartet wird durch die Selbstverletzung die Verbesserung eines negativen Gefühls oder gedanklichen Erlebens, die Lösung einer interpersonellen Schwierigkeit oder ein positiver Gefühlszustand.
- Durch häufige Wiederholung dieses Verhaltens kann der Eindruck eines Suchtcharakters entstehen.

- Es besteht ein Zusammenhang mit interpersonellen Schwierigkeiten oder negativen Gefühlen und Gedanken unmittelbar vor der Selbstverletzung, gedanklicher Beschäftigung mit der Möglichkeit der Selbstverletzung vorab und häufigem Nachdenken über Selbstverletzung (mindestens eine Nennung).
- Durch die Selbstverletzung und die resultierenden Konsequenzen entsteht ein klinisch signifikanter Stress oder eine Beeinträchtigung in interpersonellen, ausbildungsrelevanten oder sonstigen wichtigen Funktionsbereichen.
- Nicht als NSSV gewertet werden schwach ausgeprägte Formen selbstverletzenden Verhaltens wie Knibbeln an Wunden oder Nägelbeißen, sozial akzeptierte Formen des selbstverletzenden Verhaltens wie Piercings, Tattooing oder Selbstverletzung im Rahmen von Kulthandlungen, Selbstverletzungen, die ausschließlich während psychotischer Zustände, im Delirium, während Intoxikationen oder Substanzentzug auftreten, Selbstverletzungen, die bei Menschen mit einer Entwicklungsstörung im Sinne von wiederholten Stereotypien vorkommen, und selbstverletzendes Verhalten, das durch andere psychische oder medizinische Erkrankungen erklärbar ist.

Auch die *International Statistical Classification of Diseases and Related Health Problems 11* (ICD-11) greift die Diagnose »Nichtsuizidale Selbstverletzung (MB23.E)« auf und beschreibt sie als eine absichtliche Schädigung des Körpers vorwiegend durch Schneiden, Kratzen, Verbrennen, Beißen oder Schlagen, wobei das Individuum davon ausgeht, dass kein massiver körperlicher Schaden entsteht.

Dadurch, dass die in das DSM-5 (American Psychiatric Association 2013) aufgenommene Definition von NSSV sich im Laufe der letzten Jahrzehnte erst allmählich herausgebildet hat, finden sich in der Fachliteratur unterschiedliche Begriffe, die teils auch unterschiedliche Phänomene zusammenfassen. So wurde im nordamerikanischen Raum der Begriff »Deliberate Self-Harm« (DSH) für selbstschädigende Verhaltensweisen gebraucht, die nicht als suizidal intendiert waren. Dem gegenüber bezeichneten Studien aus

England oder Ländern des ehemaligen Commonwealth damit alle selbstschädigenden Verhaltensweisen und unterschieden das mit dem Begriff erfasste Verhalten nicht nach der Frage des Vorliegens einer suizidalen Intention. Teilweise wurde in der Literatur auch der Begriff »Parasuizid« verwendet, dessen Definition ebenfalls nicht einheitlich war. Während in einigen Publikationen die Beschreibung dem Konzept des NSSV weitgehend entsprach, formulierte Linehan 1986 (nach Plener 2015) drei Kategorien des Parasuizids, nämlich: Suizidversuche, ambivalente Suizidversuche und nichtsuizidale Selbstverletzungen.

Wie schon in der Definition des DSM-5 aufgeführt, handelt es sich bei den häufigsten Selbstverletzungen um ein Ritzen und Schneiden der Haut vorwiegend an den Armen, vor allem den Unterarmen, und den Beinen, vor allem den Unterschenkeln, am Bauch, am Kopf und im Gesicht, an der Brust und im Genitalbereich. Benutzt werden dafür Rasierklingen, Messer, Scherben, Scheren und andere scharfe Gegenstände. Zuweilen werden Nadeln in die Haut eingebracht und bestehende Wunden offen gehalten oder verschmutzt. Selbstverletzungen erfolgen auch durch Verbrennungen, häufig mit Zigaretten oder Bügeleisen, und durch Verätzungen der Haut durch Säuren oder Laugen. Auch extremes Nägelkauen und Abbeißen von Fingerkuppen, ein Schlagen oder Quetschen der Haut sowie ein Beißen in Hände oder Lippen kommen vor. Gar nicht so selten werden zerbrochene Rasierklingen und andere scharfe Gegenstände verschluckt.

Charakteristisch für den selbstverletzenden Akt ist ein Spannungsbogen, auf dessen Gipfel die selbstverletzende Handlung durchgeführt wird. Zumeist gehen als belastend erlebte zwischenmenschliche Erfahrungen, aber auch Überforderungserlebnisse und ein sehr geringes Selbstwertgefühl voraus. Wutgefühle, Verzweiflung, dysphorische Verstimmungen, Angst, Hilflosigkeit und Hoffnungslosigkeit dominieren das Selbsterleben. Eine Bewältigung dieser hochgradig negativ getönten Affekte misslingt. Im Zuge eskalierender Selbstvorwürfe kommt es zur Wendung von Hass in Selbsthass. Unter affektivem Druck können Wahrnehmung und Denken dissoziieren.[2] Ein immer unabhängiger werdender Wunsch beherrscht das Bewusstsein: sich zu schneiden oder sich zu verbrennen, um dies alles zu beenden. Es kann zur Selbstentfremdung im Sinne von Depersonalisation[3] und von Derealisation[4] kommen. Die entscheidende Phase der tatsächlichen Umsetzung der Gewebeschädigung wird häufig von *Amnesie* (Gedächtnisverlust) und *Analgesie* (Schmerzunempfindlichkeit) begleitet. Während die Haut verletzt wird und gegebenenfalls das Blut rinnt, empfindet die Betroffene ein Gefühl der Erleichterung und des Wohlbefindens. Sie erlebt ein personales Erwachen. Das Spannungsgefühl erscheint momentan wie gelöscht. Schon bald aber bauen sich in zunehmendem Umfang negative Gefühle des Ekels, der Scham und der Schuld wieder auf sowie Angst vor den entstellenden Narben und vor dem negativen Echo der Umgebung. Der Circulus vitiosus wird somit erneut aufgeladen.

Die erstmalige Beschreibung des selbstschädigenden Verhaltens als eigenständiges Syndrom (engl. *Deliberate Self-Harm - DSH*) geht auf Pattison und Kahan (1983) zurück. Im Verlauf des ersten Jahrzehnts dieses Jahrhunderts setzte sich dann der Begriff des »Nicht-suizidalen selbstverletzenden Verhaltens« (engl. *Non-suicidal self-injury - NSSI*) zunehmend durch. Lloyd-Richardson und Kolleg:innen formulierten 2007 als inzwischen übliche Beschreibung die Zerstörung oder Veränderung der Haut des Körpers ohne suizidale Absicht. Dieses Verhalten sei - im Gegensatz beispielsweise zum Piercing -

2 Als Dissoziation versteht man das Auseinanderfallen von psychischen Funktionen, die normalerweise zusammenhängen. Betroffen von dissoziativer Abspaltung sind meist die Bereiche Wahrnehmung, Bewusstsein, Gedächtnis, Identität und Motorik.

3 Depersonalisation: ein Zustand der Selbstentfremdung, bei dem es zum Verlust oder einer Beeinträchtigung des Persönlichkeitsbewusstseins kommt. Betroffene erleben sich selbst als fremdartig oder unwirklich.

4 Derealisation: eine zeitweilige oder dauerhafte abnorme oder verfremdete Wahrnehmung der Umwelt (etwa von Umgebung, Personen und Gegenständen). Die Umwelt scheint dabei häufig als Ganzes plötzlich unvertraut, auch wenn jedes Detail problemlos wiedererkannt und eingeordnet werden kann. Derealisation steht in enger Beziehung zum Depersonalisationserleben, bei dem die eigene Person als fremd empfunden wird.

sozial nicht akzeptiert, erfolge direkt (in Abgrenzung zur indirekten Selbstschädigung beispielsweise durch Alkoholmissbrauch) und wiederholt. Es führe zu einer kleinen oder mäßigen Schädigung. In der deutschsprachigen Literatur wurde dieses Konzept aufgegriffen: Plener (2015) beispielsweise definiert NSSV »als freiwillige, selbst zugefügte, repetitive Selbstverletzung der Körperoberfläche, die ohne suizidale Absicht unternommen wird und nicht sozial akzeptiert ist«.

Nach Brunner et al. (2014) lassen sich zwei Gruppen von Jugendlichen unterscheiden, die selbstverletzendes Verhalten ausüben: zum einen Jugendliche, die dieses Verhalten über eine umschriebene Zeit gelegentlich zeigen, und eine zweite Gruppe von Jugendlichen, die dies als repetitives Verhaltensmuster zeigen und daneben auch erhebliche emotionale Probleme aufweisen. Dieser Zusammenhang zwischen der Häufigkeit selbstverletzenden Verhaltens und der Ausprägung des psychopathologischen Bildes wurde auch von anderen Autorinnen beschrieben. Die Häufigkeit der selbstverletzenden Handlungen ist somit als ein wichtiges Kriterium für den Schweregrad der Störung anzusehen.

2.2 Nicht zum NSSV zählende selbstverletzende Verhaltensweisen

2.2.1 Selbstverletzungen von Kindern im Säuglings- und Kleinkindalter

Nicht selten zeigen Kinder im Säuglings- und Kleinkindalter vorübergehend stereotype Verhaltensweisen, die sie in gleicher Form viele Male wiederholen. Das scheint eine beruhigende Wirkung zu haben. Zu beobachten ist das auch, wenn Kinder nicht ausreichend angeregt werden. So werfen manche Kleinkinder - vor allem in der Einschlafphase - ihren Kopf mit großer Ausdauer rhythmisch hin und her, und das zuweilen so heftig, dass der Kopf regelmäßig wiederkehrend gegen die Seitenwände des Bettes geschlagen und erheblich verletzt wird. Andere Kinder bewegen sich im Stehen oder Sitzen rhythmisch vor und zurück oder rollen sich im Liegen von der einen Seite auf die andere. Auch hierbei kommt es in nicht wenigen Fällen vor, dass sie dabei ständig gegen die Wand oder das Bettgitter schlagen. In extremen Fällen müssen manche Betroffene daran gehindert werden, mit ihren Händen stereotyp in ihren Augen zu bohren.

René Spitz (1996) hat dieses Phänomen als Erster bei Heimkindern beobachtet, die zwar hinreichend ernährt wurden, jedoch einen extremen Mangel an sozialen, sensorischen und emotionalen Erfahrungen erleben mussten. In ähnlicher Weise wurde dieses Verhalten in der zweiten Hälfte des vorigen Jahrhunderts in Kinderheimen in Rumänien und der alten Tschechoslowakei beobachtet. (Dieses Problemverhalten tritt im Übrigen auch bei vereinsamten erwachsenen Menschen auf und bei solchen, die in ihren Bewegungsmöglichkeiten stark eingeschränkt sind. Letzteres dürfte die erhöhte Rate an selbstverletzendem Verhalten bei Gefängnisinsassen erklären.)

Als Hintergrund für die Bewegungsstereotypien wird eine erhöhte intrapsychische Spannung aufgrund eines massiven Mangels an sozialen und motorischen Reizen unterstellt. Durch das monotone Schaukeln, Wackeln, Wiegen oder Wippen scheinen sich die Betroffenen gleichermaßen zu stimulieren und zu beruhigen. Der stark rhythmisierte Charakter dieser Bewegungsmuster hat eine Art Trance zur Folge, die eine Schmerzfreiheit bei den Selbstverletzungen bewirkt. Die Jaktationen dienen in ihrer streng rhythmischen, stereotypen Art der Entlastung und Beruhigung, was manchen Beobachter veranlasst hat, sie als lustvoll zu interpretieren. Tatsächlich sieht man nicht selten, dass Betroffene ärgerlich reagieren, wenn sie in dem Ablauf ihres Bewegungsmusters gestört werden.

2.2.2 Selbstverletzungen von Kindern und Jugendlichen mit Autismusspektrumstörung

Viele Kinder und Jugendliche mit stark ausgeprägter Autismusspektrumstörung zeigen eine Fülle von repetitiven (sich wiederholenden) Stereotypien – sogenanntes *Stimming* (selbststimulierendes Verhalten, engl. *self-stimulating behavior*) – wie ein Blutigknibbeln der Finger, ein Abkauen der Nägel bis über das Nagelbett, ein Anschlagen des Kopfes an die Bettumrandung oder die Wand, ein Schlagen gegen die Ohren, ein Sichkratzen und Sichbeißen. Dieses selbstverletzende Verhalten tritt nicht selten alternierend mit aggressivem Verhalten auf. Bei den meisten Kindern und Jugendlichen sind neben selbstverletzendem Verhalten auch Stereotypien zu beobachten.

2.2.3 Selbstverletzungen von Kindern und Jugendlichen mit geistiger Behinderung

Auch Kinder und Jugendliche mit geistiger Behinderung zeigen nicht selten selbstverletzende Verhaltensweisen (siehe dazu u. a. Petermann u. Winkel 2007; Buscher u. Hennicke 2017, S. 95–104). Dieses Verhalten kann episodischen oder stereotypen Charakter haben. Episodische Selbstverletzungen dauern nur wenige Sekunden bis Minuten an und werden häufig mit einem bestimmten Ziel durchgeführt (z. B. Erhalt von Aufmerksamkeit). Stereotypes selbstverletzendes Verhalten wird dagegen über längere Zeiträume hinweg sehr gleichförmig und häufig mit großer Geschwindigkeit wiederholt. Es tritt beispielsweise in Form von Jaktationen (Schaukeln mit Kopf oder Oberkörper), einem Schlagen mit der Hand an den Kopf, einem Augenbohren, einem Sichkratzen, Sichbeißen, einem Kneten der Hände und einem Zähneknirschen auf. Die Verletzungen sind oft nur oberflächlich. Es kann aber auch zu Verstümmelungen kommen (z. B. durch Beißen auf Finger, Lippen und Zunge). Durch Kopfschleudern und -anschlagen können sich die Kinder ernste, in Einzelfällen sogar lebensgefährliche Verletzungen zufügen. Auch ursprünglich harmlose Verhaltensweisen (z. B. Kneten der Hände, Lutschen an den Fingern) können durch die ständige Belastung des Gewebes zu Verletzungen und Vernarbungen führen. Die Kinder entwickeln dieses Verhalten sehr früh; im Durchschnitt beginnen sie bereits im Alter von 17 Monaten damit, sich selbst zu verletzen. Generell lässt sich sagen, dass die Wahrscheinlichkeit des Auftretens von selbstverletzendem Verhalten mit dem Ausmaß der geistigen Behinderung ansteigt.

Klauß (2003) hat versucht, der Frage nachzugehen, warum diese Menschen ihren Körper schädigen. Er erarbeitete folgende Funktionen von selbstverletzendem Verhalten bei Kindern und Jugendlichen mit geistiger Behinderung:

- Bewältigung körperlicher Schmerzen und körperlichen Missbehagens
- Ablenkung von Überforderung und Reizüberflutung
- »Überspielen« von Anspannung, Angst und Unsicherheit
- Bewältigung von »Reizmangel«, d. h. von Langeweile und fehlender Beschäftigung
- Versuch, zur Geltung zu kommen und Einfluss auf andere Menschen zu nehmen, um etwas zu erreichen
- Selbstbestrafung, resultierend aus einem Denken, wonach es bei Misserfolgen, Unglücken etc. immer Schuldige geben muss, die dann zu bestrafen sind.

Am häufigsten werden in der Literatur folgende Einflussfaktoren auf das selbstverletzende Verhalten bei Kindern und Jugendlichen mit geistiger Behinderung beschrieben:

Beruhigung und Selbststimulation
Die ständige Wiederholung eines vertrauten Bewegungsablaufs scheint beruhigende Wirkung zu haben, selbst wenn die Verhaltensweisen mit Schmerzen verbunden sind. Auch schmerzhafte körperliche Erkrankungen wie Ohrenentzündung oder Zahnschmerzen können das selbstverletzende Verhalten auslösen oder verstärken. Andererseits wird das selbstverletzende Verhalten auch zur Selbststimulation eingesetzt, beispielsweise wenn anregende Außenreize nur unzureichend zur Verfügung stehen. Mitunter können die damit verbundenen rhythmischen Bewegungen zu tranceartigen Zuständen führen. In beiden Fällen tritt der gewünschte Erfolg ohne eine Reaktion seitens der Bezugspersonen auf.

Soziale Verstärkung
Das selbstverletzende Verhalten löst vermehrte Aufmerksamkeit und Zuwendung aus, was auch Reaktionen wie Schimpfen und Strafen mit einschließt. In anderen Fällen führt das selbstverletzende

Verhalten zu einer Zurücknahme von Anforderungen, wodurch es negativ verstärkt wird. Je schwerer die geistige Behinderung, desto höher ist das Risiko für selbstverletzendes Verhalten.

2.2.4 Tätowierungen und Piercings

Der Begriff *Tätowierung* geht laut Feige und Krause (2004, S. 246) zurück auf »das Bemalen des Körpers mit einem Tatau« bei den Ureinwohnern Polynesiens. Tätowierungen haben eine jahrtausendealte Tradition in allen Kulturkreisen der Welt. Auch bei dem mehr als 5.000 Jahre alten »Ötzi« wurden Tattoos festgestellt.

Tätowierungen und Piercings haben in den letzten Jahrzehnten nicht nur in Deutschland stark zugenommen. Sie gehören definitionsgemäß – wie oben aufgeführt – nicht zu den nichtsuizidalen selbstverletzenden Verhaltensweisen (NSSV). Während Tätowierungen in den 1970er-Jahren vorwiegend auf eine dissoziale Subkultur verwiesen und vor allem als Teil eines informellen Knastregelwerks galten, war 2016 laut Borkenhagen und Kolleginnen (2019) fast jede fünfte Deutsche (14 Jahre und älter) tätowiert und damit so viele in Deutschland lebende Menschen wie nie zuvor (21,3 % der männlichen und 17,9 % der weiblichen Personen). Im Juli 2021 gaben in einer Umfrage 26 % der 25- bis 34-jährigen Deutschen – das ist die Altersgruppe mit dem höchsten Tattoo-Trend – an, ein oder mehrere Tattoos zu haben (Statista Research Department 2022). 14 % erklärten, keine Tattoos zu haben, sie aber gerne haben zu wollen. 54 % aus dieser Altersgruppe hatten keine Tattoos und erklärten, dass das auch so bleiben solle. 6 % machten keine Angaben. In dieser Entwicklung zeigt sich offensichtlich eine veränderte Einstellung zum eigenen Körper: »Der Körper wird im Zuge individualistischer Lebensstile mehr und mehr zu einem ästhetischen Objekt, das es aktiv und dauerhaft zu gestalten gilt« (Borkenhagen et al. 2019). Allerdings scheinen sich auch erste Hinweise auf ein Ende des Tattooing-Trends zu zeigen (Borkenhagen 2023).

Tattoos und Piercings, aber auch Implants (z. B. Metallkugeln unter der Haut), Brandings (Schmucknarben durch Einbrennen),

Elfenohren oder gespaltene Zungen - in der Literatur als »Körpermodifikationen«, in der Szene als »BodyModder« zusammengefasst - sind einerseits wie Schönheitsoperationen zunehmend Teil des Mainstreams unserer Gesellschaft, treten andererseits aber auch bei Personen mit psychischen Störungen auf. »Die Anwendung von Piercings und Tattoos kann sowohl selbstfürsorglich als auch selbstschädigend wirken, manchmal beides zugleich« (Stirn u. Möller 2013, S. 10 f.). 27 % der erwachsenen Personen, die Tattoos und Piercings trügen, hätten in der Kindheit selbstverletzendes Verhalten praktiziert. Im Vergleich zu körpermodifizierten Personen ohne vormaliges selbstverletzendes Verhalten zeichne sich diese Subgruppe durch folgende Merkmale aus: Sie hätten mehr Gewalt- und Schmerzerfahrung in der Vergangenheit erlebt und seien unzufriedener mit ihrem eigenen Leben. Sie würden als Motiv für ihre Körpermodifikationen häufiger den erwarteten Schmerz sowie einen inneren »Drang« dazu angeben und seltener, sich mit Körpermodifikationen etwas Gutes tun zu wollen.

Körpermodifikationen können auch Ersatzhandlungen für andere selbstverletzende Verhaltensweisen sein wie Schneiden und Ritzen. Nach Stirn und Hinz (2008) berichteten in einer Untersuchung von Leserinnen eines Tätowiermagazins 27 % der Teilnehmerinnen, sich in der Kindheit geschnitten zu haben. 13 % hörten auf, sich zu schneiden, als sie anfingen, sich tätowieren oder piercen zu lassen. Diese Untergruppe der körpermodifizierten Personen hatte mehr Piercings als Personen, die kein NSSV zeigten, aber nicht mehr Tätowierungen. Stirn und Hinz (2008) vermuten, dass Körpermodifikationen diesen Personen als Ersatzhandlungen für autoaggressives Verhalten dienen. Insofern komme der Modifikation dann eine quasi-therapeutische Bedeutung zu. Sie zitieren eine 23-jährige Patientin mit den Worten: »Ich würde meine Bilder niemals zerschneiden.« Im Übrigen äußerten die Betroffenen, durch die Körpermodifikation Macht und Kontrolle über ihren Körper zu erleben, und beschrieben sie als »Heilung«. Allerdings entwickeln sie häufiger ein suchtartiges Bedürfnis nach weiteren Körpermodifikationen, sodass die »Heilung« offensichtlich keinen dauerhaften Effekt hat.

In anderen Befragungen werden von den betreffenden Personen durchaus selbstfürsorgliche Aspekte von Tattoos und Piercings hervorgehoben. »Der Körper wird modifiziert, um etwas Gutes für sich selbst zu tun und um die eigene Persönlichkeit auszudrücken. Der Körper wird verschönert, er wird bewusst gestaltet, es wird in ihn investiert, sich ihm zugewandt« (Stirn u. Möller 2013, S. 11). Körpermodifikationen würden durch ihre Kommunikation innerer Werte Kontaktanlass und eine Möglichkeit zur Beziehungsaufnahme bieten sowie helfen, eine Lebenskrise zu überwinden.

Die Motive für das Tragen von Tätowierungen und für Piercings sind vielfältig. Pöhlmann und Kolleginnen (2013, S. 3) sehen in der extremen Zunahme von Körpermodifikationen sowie der Verbreitung in praktisch allen Schichten der Gesellschaft auch ein Modephänomen, »in dem Tätowierungen Accessoires sind, die getragen werden wie Taschen, Hüte oder Schmuck«. Andererseits handelt es sich um dauerhafte Veränderungen des Körpers. Denn die bisher entwickelten Verfahren zur Entfernung von Tätowierungen führen nicht zu einem vollständigen oder spurlosen Verschwinden. Das sei aber den meisten Menschen, die sich dafür entscheiden, sich tätowieren zu lassen, bewusst. Sie würden sich lange mit dem Was, Wo und Wie auseinandersetzen.

Insgesamt werden verschiedene Motivationsbereiche für Körpermodifikationen angenommen, die sich in vielfältiger Weise überschneiden. Auch spielen häufig mehrere dieser Motivationsbereiche gleichzeitig eine Rolle. Als zentrale Bereiche sind anzusehen:

- *Schönheit, ästhetische Gründe:* Im Vordergrund steht die Verschönerung des Körpers. Dies ist einer der am häufigsten genannten Gründe für Körpermodifikationen. Das Stechen einer Tätowierung wird häufig als Schaffen eines Kunstwerks beschrieben, wobei vor allem die Aspekte des Bildmotivs und die qualitativ hochstehende Durchführung von Bedeutung sind.
- *Unterstreichen der eigenen Individualität:* Tätowierungen dienen der Selbstdarstellung. Tätowierte möchten ihre Individualität und Einzigartigkeit anzeigen. Der Körper wird durch Tätowie-

rungen zu etwas, das sonst niemand in dieser Art hat. Allerdings muss die Tätowierung »echt« sein, was sie nur ist, wenn sie für immer besteht und unter Schmerzen erworben wurde.

- *Steigerung des Selbstwertgefühls:* Wiederholte Tätowierungen zielen auf eine Steigerung des Selbstwerts ab. Die sichtbar getragenen Tattoos steigern in einem akzeptierenden Umfeld die eigene Attraktivität. Sie schaffen eine Identifikation mit einer sozialen Gruppe, die den Stolz auf die eigene Leistung, also das Durchhaltevermögen in Bezug auf die Schmerzen beim Stechen der Tattoos, anerkennt. Zudem dienen sie als »Talking Piece«, mit dem man ein Kommunikationsangebot macht.
- *Provokation und Protest:* In einem anderen Kontext können Tätowierungen auch dazu dienen, sich abzugrenzen. Indem man andere schockiert und provoziert, werden ein Nicht-dazugehören-Wollen und ein Dagegensein ausgedrückt und beispielsweise die Zugehörigkeit zu einer Subkultur wie etwa den Punks verdeutlicht.
- *Ersatzhandlung für andere selbstverletzende Verhaltensweisen wie Schneiden und Ritzen:* Tattoos und Piercings können eine erfolgversprechende Form der Bewältigung persönlicher Krisen oder Verluste sein. Bei traumatisierten Individuen ähnelt das Vorgehen hingegen eher dem von sich selbst verletzenden Patienten: Der Körper wird zum Objekt gemacht, dem Leid zugefügt wird.
- *Sensation seeking:* Höhner, Teismann u. Willutzki (2014) berichten aufgrund einer Literaturrecherche, dass »sensation seeking« – also das habituelle Streben nach neuartiger und intensiver Stimulation – bei Modifizierten signifikant stärker ausgeprägt vorliege als bei Nichtmodifizierten. Es gebe deutliche positive Zusammenhänge zwischen Piercings und »risk taking behavior« wie Drogenkonsum, risikoreichen Sexualkontakten und problematischem Spielverhalten.
- *Sexuelle Gründe:* Tattoos können zuweilen getragen werden in der Absicht, sexuelle Präferenzen oder Orientierungen auszudrücken. Die schon erwähnten Körperveränderungen durch

»Schönheitsimplantate« oder »Schönheits-OPs« dienen neben der Steigerung des eigenen Selbstwertgefühls zunehmend auch der sexuellen Attraktivität. Das hat zu einer signifikanten Zunahme von korrigierenden OPs geführt, sodass in einigen Ländern schon ein Verbot für Jugendliche erlassen wurde.

Insgesamt scheint der aktuelle Trend zur Körpermodifikation, der sich in der gesamten Gesellschaft zeigt, Ausdruck der Vereinzelung des Menschen am Ende der Epoche des Individuums zu sein (Rotthaus 2021). In der extrem individualisierten heutigen Gesellschaft dominieren Narzissmus und Selbstbeschäftigung. »Versprengte Individuen«, wie der Soziologe Andreas Reckwitz (2019) es genannt hat, die keine langfristigen Bindungen an Familien, sonstige Gruppen oder politische Milieus mehr kennen, verspüren einen Drang zur Selbstoptimierung. Denn alles hängt heute von einem selbst ab, das Gelingen und das Scheitern.

Hinzu tritt, dass das Individuum hochgradig verunsichert ist. Die Idee, dass alles erreichbar und machbar ist, stößt an ihre Grenzen. Vielfältige Krisen vom Ukraine-Krieg über die Corona-Pandemie bis zum Klimawandel führen zum Gefühl von Ausweglosigkeit und zum Erleben eines Kontrollverlustes. In dieser Situation bleibt dem isolierten Individuum der eigene Körper, der kontrolliert, gepflegt und verbessert werden kann. Hier eröffnet sich noch ein Spielfeld für den Machbarkeitswahn. Doch der kann zu einem Suchtverhalten verleiten, da die Verbesserung und Verschönerung des Körpers angesichts ständig wechselnder Moden und einer nicht zu verleugnenden Alterung des Körpers unerreichbar bleibt.

2.2.5 Selbstverletzungen im Rahmen von Kunstaktionen

Selbstverletzung in der Kunst trat in den 1970er-Jahren im Rahmen der Performancekunst auf. Günter Brus kniete beispielsweise in der »Zerreißprobe« (1970) mit aufgeschnittenem, blutenden Körper vor seinem Publikum; Marina Abramovic setzte sich in ihrer Performance »Rhythm 0« (1974; beide nach Brucher 2013) stundenlang einem Publikum aus, das von ihr aufgefordert worden war, die von ihr zur Verfügung gestellten Instrumente wie Nadeln, Skalpelle, eine Pistole und eine Rose an ihr nach Belieben anzuwenden. Die Zuschauerinnen schnitten ihr die Kleider vom Leib, stachen ihr Rosendornen in den Bauch und brachten ihr Verletzungen am Hals bei. Nach exakt sechs Stunden begann die Künstlerin wie geplant, auf ihr Publikum zuzugehen - das daraufhin die Flucht ergriff (Brucher 2013). Diese und ähnliche Kunstaktionen sollten etablierte Trennlinien zwischen Privatem und Öffentlichem, zwischen Opfer und Täter, zwischen Körper und Umwelt, zwischen Aufopferung und Selbstbehauptung thematisieren. Sie sind auch vor dem Hintergrund des damaligen Aufbegehrens gegen eine erstarrte und verkrustete Gesellschaft zu verstehen. Brucher (ebd.) erklärte diese Selbstverletzungsaktionen als »Selbstversicherung des Individuums in Momenten der Krise«.

2.3 Selbstverletzung und Suizid

Nichtsuizidales selbstverletzendes Verhalten unterscheidet sich von suizidalem Verhalten sowohl durch die Absicht als auch die gewählte Methode. Mit NSSV wird kein tödlicher Ausgang angestrebt, vielmehr versucht, einen psychischen Zustand zu verändern. Smith und Kolleginnen (Smith, Cox u. Saradjian 2000, S. 22) sehen in Selbstverletzungen deshalb nur selten einen Hinweis auf eine Selbsttötungsabsicht:

> »Ganz im Gegenteil sagen viele der betroffenen Frauen, dass sie sich selbst verletzen, um sich ein Weiterleben zu ermöglichen. Sie wollen die schmerzhaften Bewusstseinszustände lindern, um so andere Anforderungen des Lebens bewältigen zu können. Manchmal fühlt sich eine Frau sogar so schlecht, dass Selbstverletzung eine Möglichkeit darstellt, einen Suizidversuch zu vermeiden.«

Jedoch gibt es einige Merkmale, die die Wahrscheinlichkeit erhöhen, dass sich aus einem NSSV ein Suizidverhalten entwickelt und dass es zu Suizidversuchen kommt. Nock et al. (2006) sehen Hinweise darauf, dass Jugendliche, die sehr unterschiedliche Methoden der Selbstverletzung benutzen und über geringe körperliche Schmerzen bei diesen Aktivitäten berichten, mit einer größeren Wahrscheinlichkeit im weiteren Verlauf Suizidversuche unternehmen. Andere Autoren, so Walrath (2017), berichten, dass eine hohe Zahl an NSSV-Episoden in signifikanter Weise mit der Zahl von Suizidversuchen korreliere und dass das Auftreten von Suizidversuchen mit verstärkten depressiven Symptomen, Substanzmissbrauch und anderen internalisierenden Störungen einhergehe.

Hoffman und Kress (2010) berichten über die Erfahrung, dass es zu Suizidgedanken und Suizidabsichten kommt, wenn die Selbstregulierung über das selbstverletzende Verhalten seine Wirkung nicht mehr erreicht. Das heißt: Wenn Jugendliche schildern, dass ihr selbstverletzendes Verhalten ihnen nicht mehr so gut wie früher hilft, Belastungssituationen zu bewältigen, muss ein erhöhtes Suizidrisiko in Betracht gezogen werden. Whitlock und Selekman (2013) berichten von Untersuchungen, nach denen das höchste Suizidrisiko bei weiblichen Jugendlichen und jungen Erwachsenen vorliege, die multiple Formen von NSSV mit einem hohen Maß an Gewebeschädigung durchführten, häufig nach körperlicher und sexueller Misshandlung.

In mehreren Studien wurde versucht, Merkmale zu identifizieren, die es ermöglichen, unter den Jugendlichen, die sich selbst verletzen, potenziell suizidale Jugendliche herauszufinden. Kienhorst et al. stellten 1990 fest, dass Jugendliche mit NSSV und Suizidgedanken bzw. Suizidversuchen über ein geringeres Selbstbewusstsein und eine negativere Sicht auf die eigene Person verfügen, sodass sie sich oft als wertlos erleben. Brausch und Gutierrez (2010) bestätigten diesen Befund in einer eigenen Untersuchung und hoben hervor, dass Freudlosigkeit und eine negative Selbstbeurteilung bei Jugendlichen mit NSSV dominierten, bei denen ein erhöhtes Suizidrisiko bestehe. Insgesamt sei das Selbstwertgefühl ein wichtiges Kriterium, das auf die Gefahr von Suizidverhalten verweise. In der Therapie mit solchen Jugendlichen sei es deshalb wichtig, eine positive Sicht in der Selbsteinschätzung zu fördern und das Selbstwertgefühl zu bestärken.

Ein weiterer Unterscheidungsfaktor zwischen beiden Gruppen liege in der elterlichen Unterstützung und dem familiären Zusammenhalt. Selbstverletzende Jugendliche, die offen mit ihren Eltern kommunizieren und sich von ihnen unterstützt fühlen, würden sehr viel seltener Suizidgedanken und Suizidverhalten zeigen als solche, die sich als wenig unterstützt erleben. Diese Aussage gelte nicht für die Unterstützung aus der Peergroup, deren Einfluss sich als gering dargestellt habe. Die Autoren folgern daraus, dass therapeutisch durch zwei Maßnahmen das suizidale Risiko deutlich verringert werden könne: zum einen durch eine Stärkung des Selbstwertgefühls des Jugendlichen und zum anderen durch den Einbezug der Eltern mit dem Ziel, die Beziehung zwischen Eltern und Jugendlichen zu stärken.

Wichstrom (2009) bestätigte in einer prospektiven Fünfjahresstudie an 14- bis 19-jährigen Schülerinnen und Schülern den Befund, dass selbstverletzendes Verhalten und Suizidversuche nur als teilweise sich überlappende Phänomene und keineswegs als unterschiedliche Grade von Suizidalität zu betrachten sind. Selbstverletzendes Verhalten konnte nicht als Risikofaktor für künftige Suizidversuche identifiziert werden, solange nicht typische Risikofaktoren für Suizidversuche wie Suizidgedanken, psychische Störungen und ein verunsichertes Selbstwertgefühl hinzutraten. Während selbstverletzendes Verhalten in der frühen und mittleren Adoleszenz oft nur bei einigen Gelegenheiten und nicht über eine längere Zeit auftreten würde, hätten sich Suizidversuche - in Übereinstimmung mit den Ergebnissen vieler anderer Untersuchungen - als der aussagekräftigste Vorhersagewert für erneute Suizidversuche oder Suizide erwiesen. Elterliche Sorge sei als Schutzfaktor sowohl gegen Suizidversuche als auch gegen selbstverletzendes Verhalten anzusehen.

Hamza, Stewart und Willoughby versuchten 2012, mit einem Modell, das drei unterschiedliche Theorien miteinander verbindet, den Zusammenhang zwischen NSSV und Suizidhandlungen zu erklären. Zum einen gebe es offensichtlich die Fälle, in denen ein Kontinuum anzunehmen sei zwischen dem NSSV auf der einen Seite und einem Suizidverhalten auf der anderen. Eskalierendes NSSV sei dann als direkter Weg hin zu Suizidgedanken und Suizidhandlungen anzusehen. Dieser Weg werde durch das Ausmaß an intrapersonalem Stress moderiert. Dabei spielten Depressionen, Hoffnungslosigkeit und negative Selbstbeurteilung eine entscheidende Rolle.

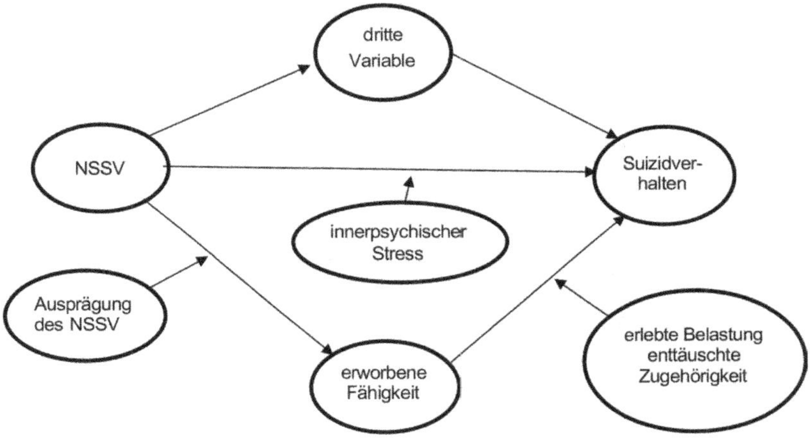

Abb. 1: Ein integratives Modell nach Hamza, Stewart a. Willoughby (2012). 1) NSSV hat einen unmittelbaren Vorhersagewert für suizidales Verhalten; diese Verbindung wird beeinflusst durch das Ausmaß an innerpsychischem Stress. 2) NSSV und Suizidverhalten werden durch das Ausmaß gemeinsamer Risikofaktoren (z. B. Symptome der Borderline-Persönlichkeitsstörung) beeinflusst. 3) NSSV hat aufgrund der erworbenen Fähigkeit zum Suizid einen indirekten Vorhersagewert für suizidales Verhalten. Die erworbene Fähigkeit zum Suizid wird beeinflusst durch die Ausprägung des NSSV, während die Verbindung zwischen der erworbenen Fähigkeit und dem Suizidverhalten durch die erlebte Belastung und die enttäuschte Zugehörigkeit beeinflusst wird.

In anderen Fällen werde das selbstverletzende Verhalten ebenso wie das suizidale Verhalten durch eine dritte Variable ausgelöst. In diesen Fällen erhöhe nicht das NSSV das Risiko für Suizidhandlungen. Vielmehr würden psychischer Stress, depressives Erleben, geringes Selbstwertgefühl und geringe elterliche Unterstützung gleichermaßen bedingende Faktoren für NSSV und für Suizidhandlungen sein.

Schließlich gebe es solche Fälle, in denen erst die »erworbene Fähigkeit zum Suizid« (Joiner 2005) den Zusammenhang von NSSV und Suizidhandlungen erkläre. Häufiges NSSV würde, so die Annahme, eine individuelle Gewöhnung an Furcht und Schmerz bei den selbstverletzenden Verhaltensweisen bewirken, wie das beispielsweise auch für Alkoholkonsum und Missbrauch illegaler Drogen bekannt sei. Insbesondere wenn diese »erworbene Fähigkeit zu Suizidhandlungen« mit einem Mangel an sozialen Kontakten und sozialem Schutz sowie dem Erleben, für andere eine Last zu sein, zusammentreffe, müsse man eine hohe Gefahr von Suizidhandlungen annehmen. In diesen Fällen würde dann – so Klonsky, May und Glenn (2012) – zweierlei zusammenkommen: der Wunsch, sich das Leben zu nehmen, und die Fähigkeit dazu.

Auch Vonderlin et al. (2011, S. 117) berichten, dass sich in ihrer Befragung von Jugendlichen gezeigt habe,

> »dass Selbstverletzungen häufig zusammen mit Todeswünschen und Selbsttötungsabsichten einhergehen, auch wenn die selbstverletzende Handlung selbst nicht unmittelbar in suizidaler Absicht vorgenommen wird«.

Auch sie vermuten, dass Jugendliche mit Selbstverletzungen aufgrund einer Form von Gewöhnung Suizidgedanken oder Suizidversuche als weniger bedrohlich erleben.

2.4 Häufigkeit

Seit der Jahrhundertwende ist eine erhebliche Zunahme an NSSV zu verzeichnen. Bei deutschen schulbasierten Studien gaben 25 bis 35 % der Jugendlichen an, sich zumindest einmal selbst geschädigt zu haben, 10 bis 12 % räumten ein repetitives NSSV ein (Brunner et al. 2014). Deutschland zählt in Europa zu den Ländern mit der höchsten Prävalenz (Trunk 2016). Der Beginn liegt häufig um das 12. Lebensjahr, der Höhepunkt im Alter von 15 bis 16 Jahren (Plener 2015). In einer Studie von Nixon, Cloutier a. Jansson (2008) in Kanada gaben 75 % der Jugendlichen an, eigenständig auf die Idee gekommen zu sein, sich selbst zu verletzen. Bei den anderen kamen Anstöße von außen von Freunden.

Weibliche Jugendliche sind in den meisten Studien überrepräsentiert. Die Angaben schwanken je nach Alter zwischen einem Verhältnis von 2 zu 1 und 6 zu 1. In Studien, die sich ausschließlich auf stationäre Patient:innen beziehen, und bei Erwachsenen ist dieser Unterschied zulasten des weiblichen Geschlechtes allerdings geringer. Vonderlin et al. (2011) ermittelten bei ihrer Schülerbefragung: »Die Prävalenz bei Mädchen gegenüber Jungen war insgesamt verdoppelt, bei den wiederholten Selbstverletzungen verdreifacht.« Die Autoren verweisen auf Schulstudien aus Australien und England, die über eine drei- bis siebenmal häufigere Verbreitung von Selbstverletzungen bei Mädchen berichten. Nach der Metaanalyse von Petermann und Nitkowski (2011) stellen »weibliches Geschlecht« und »Jugendalter« Hauptrisikofaktoren für Selbstverletzungen dar. Deutlich mehr männliche als weibliche Jugendliche verletzen sich im Übrigen in Anwesenheit anderer, lassen sich von anderen verletzen und verletzen selbst wiederum andere. Sie stehen dabei häufiger unter Drogeneinfluss (Whitlock et al. 2011).

Der überwiegende Teil der Jugendlichen mit NSSV nimmt keine professionelle Hilfe in Anspruch. Petermann und Nitkowski (2011) berichten, dass nur ca. 17,2 % der Jugendlichen mit selbstverletzendem Verhalten therapeutisch versorgt werden, während Erwachsene mit selbstverletzendem Verhalten mit einer höheren Wahrscheinlichkeit psychische Störungen aufweisen und sich in psychotherapeutischer oder psychiatrischer Behandlung befinden. Laut Nixon et al. (2008) berichten etwas mehr als die Hälfte der Jugendlichen, die sich selbst verletzen, dass sie Hilfe vornehmlich bei Freunden, seltener bei Psychiatern oder Psychologen gesucht hätten. Je häufiger das selbstverletzende Verhalten aufgetreten sei, umso häufiger hätten die Jugendlichen Hilfe gesucht.

2.5 Verlauf

2.5.1 Frühwarnsignale

Nicht wenige Jugendliche versuchen zumindest anfänglich, ihr selbstverletzendes Verhalten und seine Folgen zu verbergen. Hinweise darauf ergeben sich dann durch seltsame Angewohnheiten, wie beispielsweise (nach Plener et al. 2012):

- das Tragen von langärmeliger Kleidung auch im Sommer und beim Sport
- die Weigerung, an Aktivitäten wie Schwimmen und Baden teilzunehmen
- die Weigerung, gemeinsame Wasch- und Umkleiden zu benutzen
- ein häufiges und lange andauerndes Einschließen im eigenen Zimmer oder im Bad
- ein heimliches Aufbewahren oder Mitführen von Rasierklingen, Messern, Scheren, Scherben, Nadeln, Bügeleisen, Kerzen, Zigaretten, Injektionsinstrumenten, Chemikalien (Schwefelsäure, Salzsäure)
- ein heimliches Aufbewahren von Utensilien zur Wundversorgung (wie z. B. Desinfektions- und Verbandmaterial)
- Verletzungen, Verbrennungen, Kratzer und Narben, für die es keine plausible Erklärung gibt, meist an für die Person leicht zugänglichen Körperstellen (vor allen den Extremitäten
- Narben gehäuft am nicht dominanten Arm (es können aber auch beide Arme sowie Bauch, Brust, Beine, Genitalien oder das Gesicht von Narben übersät sein
- langsame und schlechte Heilung von Verletzungen, weil die Betroffenen die Wundheilung stören
- zahlreiche Schnitte in unterschiedlichem Grad der Abheilung
- Bagatellisierung der Gründe für die Wunden beispielsweise als Folge von Unfällen.

Beim Verbergen ihrer Wunden geht es den meisten Betroffenen letztlich gar nicht darum, unerkannt zu bleiben. Vielmehr haben sie den Wunsch, dass die Erwachsenen bemerken, wie schlecht es ihnen geht. Es ist deshalb wichtig, dass Eltern, Lehrerinnen, Trainerinnen und Freunde frühzeitig die Zeichen erkennen, die auf ein selbstverletzendes Verhalten verweisen. Ist das der Fall, sollten die Eltern oder sonstige Angehörige ruhig und mit Bedacht reagieren. Erschrecken, Rat- und Hilflosigkeit, vielleicht auch tiefe Traurigkeit sind in der aktuellen Situation ganz natürliche Gefühle, die sie ganz selbstverständlich zeigen sollten. Im Übrigen aber ist es wichtig, nicht zu katastrophisieren, sondern zunächst mal durchzuatmen, sich mit anderen zu besprechen und das weitere Gespräch mit der Jugendlichen erst zu suchen, wenn das ohne Panik und Aufgeregtheit möglich ist (»Das Eisen schmieden, wenn es kalt ist«, also erst handeln, wenn man sich beruhigt hat). Verweigert eine Jugendliche das Gespräch, ist das zunächst zu akzeptieren, um später einen neuen Anlauf zu machen. Gegebenenfalls sollte überlegt werden, welche Person aus dem Kreis der Familienangehörigen, der Freunde oder Bekannten am ehesten einen Zugang zu der Jugendlichen findet.

2.5.2 Langzeitverlauf

Zum Langzeitverlauf von NSSV existieren bisher nur wenige Studien. Übereinstimmend wird angegeben, dass die Prognose sich umso schlechter darstellt, je früher das Einstiegsalter ist, das typischerweise bei 12 bis 15 Jahren liegt. Die Mehrzahl der Jugendlichen beenden ihre selbstschädigenden Handlungen im jungen Erwachsenenalter (Jarvi et al. 2013). Ein systematisches Review aller Langzeitstudien zu NSSV zeigt – wie schon gesagt – einen Häufigkeitsgipfel um das 15./16. Lebensjahr mit nachfolgender Reduktion der Zahl der Betroffenen um das 18. Lebensjahr (Plener 2015). Allerdings scheinen Jugendliche mit repetitivem selbstverletzenden Verhalten ein hohes Risiko zu haben, nach Beendigung von NSSV ein erhöhtes Risikoverhalten beispielsweise in Form eines vermehrten Alkohol- und Drogenkonsums offensichtlich als alternative dysfunktionale Bewältigungsstrategie zu zeigen (Nakar et al. 2016, nach Plener et al. 2017).

2.6 Komorbidität

Die häufigsten komorbiden psychischen Störungen sind depressive Störungen, Angststörungen, insbesondere soziale Angst, posttraumatische Belastungsstörungen, externalisierende Störungen, Substanzmissbrauch und Essstörungen (In-Albon et al. 2020). Symptome von Depression sind mit dem Auftreten von selbstverletzendem Verhalten in nahezu allen Studien eng verbunden, wobei unklar bleibt, wieweit sie als Folge des NSSV und der oft auf die Selbstverletzung folgenden Scham über das eigene Verhalten auftreten und wieweit sie dem NSSV vorausgehen.

Hilt et al. (2008) verweisen darauf, dass Jugendliche, die NSSV zeigen, relativ häufig Zigaretten rauchen, Drogen konsumieren und andere gesundheitsschädliche Verhaltensweisen zeigen. In besonderem Maße zeigten die von ihnen untersuchten Jugendlichen ein unangemessenes Essverhalten (beispielsweise Fasten und binge eating) und ein schlechtes Körperbild (beispielsweise die Überzeugung, übergewichtig zu sein trotz normalen Gewichts).

2.7 Diagnostische Verfahren

Für die therapeutische Arbeit ist die sorgfältige Exploration des selbstverletzenden Verhaltens in seiner spezifischen Ausformung sowie der begleitenden Gefühle und Gedanken von großer Bedeutung, wobei die Quantität, Qualität und Art der Internetnutzung bezüglich des NSSV nicht vergessen werden darf (siehe Abschnitte 7.1 und 7.2). Demgegenüber kommt derzeit zur Verfügung stehenden Selbstbericht-Fragebögen nur eine eingeschränkte Bedeutung als Ergänzung und Dokumentation zu. Sie werden vornehmlich in der Forschung eingesetzt.

Das Deliberate Self-Harm Inventory (DSHI) ist das international am weitesten verbreitete Screening-Verfahren mit 22 Items. Es geht zurück auf Gratz (2001) und wurde unter anderem von Fliege et al. (2006) evaluiert. Es handelt sich um ein verhaltensbasiertes Selbstbeurteilungs-Instrument zur Erfassung des Vorliegens, der Häufigkeit, Schwere, Dauer und Art absichtlicher Selbstverletzung ohne bewusst suizidale Absicht.[5]

Der Fokus des Functional Assessment of Self-Mutilation (FASM) liegt auf der Erfassung der Funktionen von selbstverletzendem Verhalten. Zudem werden die Häufigkeit, die medizinische Schwere des NSSV erfragt und eine Abgrenzung zwischen suizidaler und nichtsuizidaler Selbstverletzung vollzogen (In-Albon et al. 2015a).

5 Verfügbar unter: www.psychometrikon.de [26.07.2023].

Der Self-Harm Behavior Questionnaire (SHBQ) ist ein Selbstbeurteilungsinstrument zur Erfassung selbstschädigenden und suizidalen Verhaltens. Erfasst wird das Vorliegen von Selbstverletzung/Selbstschädigung, Suizidversuchen, Suizidandrohung und Suizidgedanken. Der Fragebogen umfasst (ohne die Ereignisliste) 23 Items.[6]

Das Modifizierte Ottawa/Ulm Selbstverletzungsinventar (MOUSI) ist eine modifizierte deutschsprachige Version des Ottawa Self-Injury Inventory. Es handelt sich um ein Selbstberichtsverfahren und richtet sich an Jugendliche zwischen 12 und 18 Jahren. MOUSI ist mit 36 Items das bislang längste Fragebogeninstrument zu NSSV, das sehr detailliert Daten zu Beginn und Aufrechterhaltung des NSSV sowie zu den Funktionen erhebt (Plener 2015, S. 141–147).[7]

6 Ebenso verfügbar unter: www.psychometrikon.de [26.07.2023].

7 Verfügbar unter: www.insync-group.ca/publications/OSI_Ger.pdf [26.07.2023].

3 Selbstverletzendes Verhalten: Ein kulturhistorischer Überblick

Zeigt eine Person selbstverletzendes Verhalten, reagiert die Umwelt zumeist mit großem Erschrecken, Unverständnis, Verwirrung, Überforderung, Ekel und Abwehr. In den meisten Fällen fällt es schwer, den Sinn und die Bedeutung derartiger Handlungen zu erkennen. Armando Favazza (2011, S. IX) spricht auch von den am wenigsten verstandenen und daher verwirrendsten Verhaltensweisen des Menschen. In seinem 1987 erstmals erschienenen Buch *Bodies under Siege* versuchte er deshalb der Frage nachzugehen, was Menschen motiviert, ihr Körpergewebe zu verändern und zu zerstören oder ihr Einverständnis zu einer Veränderung ihres Körpers durch andere zu geben. Dabei scheint es dieses Phänomen seit Menschengedenken zu geben. So werden 20.000 Jahre alte Höhlenmalereien in Frankreich, auf denen Personen die Fingerkuppen fehlen, als Hinweise auf rituelle Selbstverletzungen gewertet.

Im Folgenden soll der Versuch gemacht werden, historische Berichte daraufhin zu untersuchen, ob die Beschreibung dieser Verhaltensweisen in ihrem geschichtlichen Kontext Hinweise auf den Sinn, das motivierende Erleben und die Funktion derartiger Verhaltensweisen geben können. Dabei folgt die Ordnung der Berichte den jeweils dominierenden Motiven, wohl wissend, dass in allen Beispielen mehrere unterschiedliche Faktoren eine Rolle spielen dürften.

Auch für diesen kurzen Überblick mag gelten, was Favazza (a. a. O., S. XV) im Vorwort zu seinem das Phänomen umfassend beschreibenden Buch formuliert:

> »Die zahlreichen Beispiele von Selbstverletzung in diesem Buch sind bedrückend und schwer zu verstehen. Die kulturell sanktionierten Rituale der Körpermodifikation erscheinen auf den ersten Blick fremdartig, aber sie sind nicht fremdartiger als der Gang zur Kirche und das Anbeten eines gekreuzigten Gottes. *Bodies under Siege* ist mehr als ein Katalog des Horrors. Jenseits der Beschreibung geht es auf die Suche

nach der Bedeutung. Letztendlich feiert es nicht den Tod, sondern den Willen zum Leben. Es berichtet über den Kampf des Menschen, im Angesicht von Not und Unglück sein Gleichgewicht zu erhalten. Deshalb, lieber Leser, zeige Empathie für die Opfer der Selbstverletzung, aber bewahre deine Trauer für den Tod.«

3.1 Der Schutz vor weltlichem (erotischen) Begehren und Versündigung

Jesus spricht:

> »Ich aber sage euch: Wer ein Weib ansieht, ihrer zu begehren, der hat schon mit ihr die Ehe gebrochen in seinem Herzen. Ärgert dich aber dein rechtes Auge, so reiß es aus und wirf's von dir. Es ist dir besser, dass eins deiner Glieder verderbe und nicht der ganze Leib in die Hölle geworfen werde. Ärgert dich deine rechte Hand, so haue sie ab und wirf sie von dir. Es ist dir besser, dass eins deiner Glieder verderbe und nicht der ganze Leib in die Hölle geworfen werde« (Matthäus 5,28–30).

Ohne dass deutlich wird, ob diese Mahnung wörtlich oder symbolisch gemeint war, fordert Jesus in dieser berühmten Passage der Bergpredigt zu einer Verletzung des eigenen Körpers auf mit dem Ziel, sich selbst vor einer großen Sünde zu bewahren. Ein weiteres berühmtes Beispiel der Selbstverletzung und Selbstkasteiung zum Schutz vor weltlichem (erotischen) Begehren stammt von Papst Gregor dem Großen (ca. 540-604) in seiner einflussreichen Schrift *dialogi*. Er schildert, der Teufel habe den heiligen Benedikt von Nursia in Versuchung geführt, indem er ihm das Bild einer schönen Frau vor Augen stellte. Darauf habe sich der Heilige nackt in ein Nessel- und Dornengestrüpp geworfen und sich so lange darin gewälzt, bis er am ganzen Körper verwundet gewesen sei. Damit habe er das verführerische Feuer im Inneren für immer gelöscht.

3.2 Bußrituale zur Befreiung von Schuld

Beide Zitate stehen in einer jahrtausendealten Tradition christlicher Askese und Selbstkasteiung, wie sie bereits bei den Wüstenvätern anzutreffen ist. Selbstkasteiungen werden beispielsweise praktiziert durch den Entzug von Nahrung oder Schlaf, durch Fasten und nächtliches Gebet oder auch durch das Tragen eines Ciliciums, eines aus grobem Stoff gefertigten Hemdes, das aus asketischen Gründen oder zur Buße unter der Kleidung direkt auf der Haut getragen wird. In den Büchern der Könige des Alten Testamentes wird von König Ahab berichtet, dass er ein Bußgewand auf die bloße Haut anlegte, als er durch den Mund des Propheten den Zorn Gottes auf ihn vernahm:

> »Da aber Ahab solche Worte hörte, zerriss er seine Kleider und legte einen Sack an seinen Leib und fastete und schlief im Sack und ging jämmerlich einher« (1. Könige 21,27).

Heinrich Seuse beschreibt in seinem 1362 vollendeten Werk *Vita* die folgenden Handlungen als von ihm selbst praktizierte Formen der Selbstverletzung: Er habe auf dem Rücken ein Nagelkreuz getragen, dessen Nägel in die Haut eingedrungen seien. Eine eiserne Kette habe er auf der Haut getragen, bis das Blut herabgeflossen sei, sodass er gezwungen gewesen sei, sie abzulegen. In sein Unterkleid habe er sich spitze Nägel einarbeiten lassen, die ihm die Haut verletzt hätten. Jahrelang habe er sich vor dem Schlafengehen mit Gürteln, Riemen und Schlössern gefesselt. Nachts habe er Handschuhe mit scharf gespitzten Stiften getragen, damit die Stifte in seinen Körper eindringen sollten, wenn er im Schlafe versuchen würde, das härene Untergewand abzulegen oder sich selbst von den Stichen der ekelhaften Insekten zu befreien (nach Bihlmeyer 1907, S. 39 ff.).

Allerdings wird von vielen Wissenschaftlern bezweifelt, dass es sich bei diesen Darstellungen um tatsächlich vollzogene Selbstverletzungen handelt. Vielmehr wird angenommen, dass Heinrich Seuse mit seinen drastischen Schilderungen – sozusagen im Sinne einer paradoxen Intervention – die Nonnen in den von ihm betreuten Dominikanerinnenklöstern der Schweiz von ihren blutigen selbstverletzenden Praktiken abzubringen versuchte. Die Warnungen vor solchen Kasteiungen hätten glaubhafter gewirkt, wenn sie aus eigener Kenntnis und nicht aus persönlicher Scheu vor Härte ausgesprochen worden seien.

Askese und Selbstverletzung stießen häufig auf eine zwiegespaltene Reaktion: zum einen auf Bewunderung, zum anderen auf Ablehnung, da heftige Selbstverletzungen oftmals mit Geltungssucht und Hochmuth der handelnden Person in Verbindung gebracht wurden – nach damaligem Verständnis zwei gravierende Sünden. Auch wurde die erotische Komponente bei der Vereinigung mit Gott während der Selbstverletzungen der Mystikerinnen des Mittelalters durchaus wahrgenommen.

Formen der Kasteiung im Sinne der Askese gab es in nahezu allen Kulturen, so im Islam beispielsweise die Hamadscha im Norden Marokkos.

> »Sie trinken im Rahmen von Tanzritualen kochendes Wasser, essen stachelige Kakteen, lassen sich Schnitte und Wunden an Kopf und Rücken zufügen, und die Frauen versuchen sich manchmal auch die Brüste abzuschneiden« (Eckhardt 1994, S. 17).

Im Hinduismus ist das Fest Thaipusam zur Rettung der Menschen durch den Gott Murugan, Sohn von Parvati und Shiva, ein eindrucksvolles Beispiel. Es ist das größte Fest der Tamilen in Malaysia, welches jedes Jahr mehr als eine Million Gläubige zusammenkommen lässt. Es werden extreme Formen der Selbstverletzung praktiziert. Manche Pilger – durch Autosuggestion oder durch Priester in Trance versetzt – sind von Haken durchstochen, an denen Zitronen oder Orangen hängen, andere schleifen an großen Haken in ihrem Rücken Begleiter hinter sich her, die mit aller Kraft nach rückwärts ziehen. Diese Spieße beziehungsweise Haken, die durch Zungen, Wangen oder sonstige Körperteile gestoßen werden, sind ein Symbol für den magischen Speer »Vel« von Murugan (verfügbar unter: http://www.asien-feste.de/Beschreibungen/Thaipusam/thaipusam.html [suche »vel«; 10.03.2023]).

Selbst im heutigen Christentum spielen Formen der Kasteiung noch eine Rolle, beispielsweise in der Organisation Opus Dei. Die sogenannten Numerarier, zölibatär lebende Mitglieder, praktizieren neben anderen Formen der Askese auch das Tragen eines Bußgürtels (Cilicium) für zwei Stunden des Tages und eine wöchentliche Kasteiung im Sinne einer Selbstgeißelung (Karpf u. Sindelar 2015).

> »Bußgürtel und Bußgeißel werden zur Sühne für die eigenen Sünden der Welt, zur Abtötung der bösen Triebe und hochmütigen Neigungen und Gedanken immer wieder empfohlen und verwendet. Der Verdammung aller Lust kontrastiert das Lob jedes Schmerzes« (Kirchmayr u. Scharmitzer 2008, S. 80).

3.3 Negativer Affekt und Stress bei als existenziell erlebter Bedrohung

In der Literatur über nichtsuizidales selbstverletzendes Verhalten finden sich häufig Hinweise auf die Geißler- und Flagellantenzüge, die im 13. und 14. Jahrhundert in ganz Europa aufgetreten sind.

> »Die Flagellanten, exaltierte Religiöse, zogen in großen Scharen von Ort zu Ort, Fahnen schwingend, düstere Lieder singend, mit schwarzen Mänteln und absonderlichen Mützen bekleidet, von denen ein rotes Kreuz leuchtete. Bei ihrem Erscheinen läuteten alle Glocken, und alles strömte zur Kirche: dort warfen sie sich nieder und geißelten sich unter stundenlangen Liedern und Gebeten, verlasen vom Himmel gefallene Briefe, die das sündhafte Treiben der Laien und Pfaffen verdammten, und mahnten zur Buße. Ihre Doktrin … war zweifellos häretisch: Sie lehrten, dass die Geißelung das wahre Abendmahl sei, da sich dabei ihr Blut mit dem des Heilands vermische, erklärten die Priester für unwürdig und überflüssig und duldeten bei ihren Andachtsübungen keinen Geistlichen« (Friedell 2017, S. 98).

Diese Geißler- und Flagellantenzüge waren keine einzigartigen Ereignisse, sondern traten zur damaligen Zeit neben anderen Massenepidemien auf – den Tanzwutepidemien, den Tarantismusepidemien, den Kinderkreuzzügen und den Veitstanzepidemien. Sie sind Ausdruck einer tiefgreifenden Unruhe und Verunsicherung, die zur damaligen Zeit sämtliche Volksschichten ergriff. Die über mehr als fünf Jahrhunderte selbstverständliche gott-weltliche Einheit des

Frühmittelalters brach mit Beginn in der zweiten Hälfte des 11. Jahrhunderts zusammen. Als Folge zeigten sich die typischen Kennzeichen einer gesellschaftlichen Umbruchphase in der Gleichzeitigkeit eines leidenschaftlichen Zurück zum Alten und einer diffusen Zugewandtheit zu einer unbekannten Zukunft. Es kam zu einem dramatischen Nebeneinander von totalem Unglauben und der Unfähigkeit, die alte symbolistisch sakramentale Gott-Welt-Einheit noch zu begreifen, und einem glühenden Glauben andererseits. Nach Hauck (1914–1920, Bd. IV, S. 89) sagte Wibald von Stablo und Corvey (1098–1158) über seine Zeit: »Ein Mensch scheidet sich von dem anderen, kaum trifft man zwei, die völlig einig sind.«

3.4 Streben nach einem veränderten Bewusstseinszustand

Die nachfolgend im 13. und 14. Jahrhundert von den abendländisch-christlichen Mystikerinnen praktizierten selbstverletzenden Verhaltensweisen verfolgten das Ziel einer Einswerdung (unio mystica) oder einer mystischen Liebesvereinigung mit Gott, ein »Gottspüren« oder in einem weiteren Sinn »ein Bewusstsein der unmittelbaren Gegenwart Gottes«. Die Handlungen dienten also nicht nur als Buße und Sühne, sondern es ging um eine »vollkommene Verschmelzung der Seele mit der Gottheit während einer Ekstase« (Dinzelbacher 2001). Man kann das auch als einen autohypnotischen Trancezustand beschreiben, als ein Bestreben nach einem veränderten Bewusstseinszustand bzw. einer Bewusstseinserweiterung.

3.5 Selbstverletzungen im Rahmen von Kulthandlungen

Selbstverletzende Verhaltensweisen finden sich in den Riten vieler Religionen der Welt. Sie dienen häufig dazu, die Götter zu besänftigen, und helfen den Menschen, einen besonderen Status der Heiligkeit und der Erkenntnis zu erreichen. Sie sind auch im Rahmen des Kybele- und Attis-Kultes zu beobachten, der beginnend spätestens im 19. Jahrhundert v. Chr. in Kleinasien bis ins 5. Jahrhundert n. Chr. im Einzugsbereich des Römischen Reiches gefeiert wurde. Hepding (1903, S. 158) berichtet über die im nachchristlichen Rom als Frühlingsfest gefeierten Kulthandlungen unter anderem:

> »Die Gallen [die Eunuchenpriester der Großen Mutter; Anm. d. A.] versetzten sich durch das Getöse der Tympana, der Zimbeln und Klappern, durch den Ton der phrygischen Hörner und die enthusiastischen Weisen der Flöten, durch ihr Klagegeheul und den mit besinnungslosem Umherschwingen ihres aufgelösten Haares verbundenen Tanz in eine heilige Raserei. Mit scharfen Astragalenpeitschen zerfleischten sie sich selbst den Körper, und mit Messern ritzten sie sich selbst Schulter und Arme, um ihr eigenes Blut als Opfer darzubringen. … In orgiastischem Taumel, hingerissen vom Klang der Flöten, verstümmelten sie sich freiwillig, ohne Schmerzen zu empfinden.«

3.6 Trauer und Verzweiflung

Resch (2001) verweist darauf, dass kulturvergleichende Beobachtungen zeigen, dass Selbstverletzungen oft zur Bewältigung negativer Emotionen wie Trauer, Angst oder Scham dienen. Er verweist auf Kaplan (1991), der Selbstverletzung als eine Form der Trauerbewältigung beschreibt. Menschen würden sich zum Zeichen der Trauer das Haar raufen, sich Gesichter und Arme aufschneiden oder sich blutige Strähnen aus der Kopfhaut reißen, um der Größe ihres Schmerzes Ausdruck zu verleihen.

Bei Ureinwohnern Neuguineas, so berichtet Favazza (2011, S. 112 ff.), sei es Sitte gewesen, dass sich die Stammesmitglieder beim Tode eines nahestehenden Menschen ein Fingerglied abschneiden. Eine Mutter beispielsweise habe das erste Fingerglied für ihre Kinder und das zweite für ihren Ehemann, den Vater oder die Mutter abgetrennt. Fingeramputationen seien in großem Umfang zu Zeiten der Trauer über den Tod eines Königs erfolgt. Es sei vorgekommen, dass um die 100 Finger für das Begräbnis eines Königs amputiert worden seien. Wenn ein Verstorbener zu einer reichen Familie gehört habe, hätten die Stammesmitglieder ihre Finger zu den Überlebenden geschickt, von denen eine Anerkennung für solch ein Zeichen der Trauer erwartet worden sei. Auch unter nordamerikanischen Indianern sei die Verstümmelung von Fingern bekannt gewesen. Beispielsweise hätten sich die Angehörigen beim Tod eines jungen Kriegers aus dem Crow Tribe Fingerglieder abgetrennt, ihr Haar abgeschnitten und sich Schnittwunden an ihrem Körper zugefügt.

3.7 Selbstverletzendes Verhalten als Übergangsritual

Initiationsrituale, die bei vielen Völkern den Übergang von der Kindheit zum Erwachsenenleben und den Erwerb einer neuen sozialen Rolle symbolisieren, gehen nicht selten mit sehr schmerzhaften, nicht folgenlosen Verletzungen des Körpers einher. Die Wunden demonstrieren das Drama des Übergangs und geben den Jugendlichen Gelegenheit, ihre innere Stärke zu zeigen. Die hoch emotionalen Rituale schaffen eine Bindung an die Gruppe der Erwachsenen und stärken das Bewusstsein für den neuen Status. Dadurch, dass die Betroffenen den Initiationsprozess freiwillig auf sich nehmen, lassen sie erkennen, dass sie ihre Kindlichkeit aufgeben und reif sind, in die Erwachsenengruppe aufgenommen zu werden.

> »Bei fast allen rituellen Initiationen finden Verstümmelungen statt, die sowohl die Unterschiede zwischen den Geschlechtern als auch die bevorstehende Trennung von der Welt der Kindheit anzeigen: Ein Zahn wird gezogen, ein kleiner Finger über dem letzten Glied abgehackt, ein Ohrläppchen wird abgeschnitten oder durchbohrt, oder die Nasenscheidewand wird durchbohrt, Gesicht, Brust, Rücken, Arme und Beine werden eingeritzt, die Klitoris wird herausgeschnitten, das Jungfernhäutchen wird perforiert, der Penis eingeritzt oder die Vorhaut entfernt. Zusammen mit diesen mehr oder weniger dauerhaften Verstümmelungen werden vorübergehende körperliche Veränderungen vorgenommen, die, symbolisch gesehen, dieselbe Bedeutung haben: Der Körper wird mit Menstruationsblut oder Samen bemalt, die Fingernägel werden beschnitten, Kopfhaar wird ausgerissen oder einige Haarsträhnen werden abgeschnitten« (Kaplan 1993, S. 402).

Die Kaningra sind ein Stamm von rund 500 Leuten in Zentral Papua Neuguinea, die ein sehr ausgeprägtes Initiationsritual praktizieren. Wie die meisten Indianerstämme führen sie keine Genitalbeschneidung durch, sondern schneiden bei den Initiationszeremonien der

Männer den ganzen Körper blutig, um ihre überragende Blutungsfähigkeit (in Konkurrenz zur Menstruationsfähigkeit der Frauen?) zu beweisen. Die Kaningra glauben, dass ihr(e) Urahn(in) ein Krokodil war und dass sie sich durch Hunderte von Schnitten mit der Rasierklinge (früher: scharfe Bambusklingen) im Krokodilhautmuster über den ganzen Körper verteilt Zugang zum Wissen der Urahnen verschaffen und die Kraft des Urahns »Krokodil« aufnehmen (Schneider 2016).

Manche Stämme beispielsweise in Papua-Neuguinea, so berichtet Eckhardt (1994, S. 21), würden glauben, dass der Junge das Blut der Gebärmutter der Mutter in sich trägt und erst zum richtigen Mann werden könne, wenn dieses Blut aus seinem Körper entfernt sei. Aus diesem Grund versuchten sie, die Menstruation künstlich nachzumachen. Zu diesem Zweck würden sie sich die Nase oder den Penis verletzen und damit Blutungen erzeugen. Diese Rituale würden bei der Initiation durchgeführt, teilweise aber auch in zeitlichen Abständen, die dem weiblichen Zyklus entsprechen, von den erwachsenen Männern wiederholt.

Auch in Märchen wird über Selbstverletzungen berichtet, so in einem der ältesten und in der ganzen Welt verbreiteten Märchen: *Aschenputtel*. Es handelt letztlich – wie das in angeblich ca. 80 % der grimmschen Märchen der Fall ist – von dem Abhängigkeits-Ablösungs-Konflikt (meist weiblicher) Jugendlicher und junger Erwachsener. Der König hatte alle schönen Jungfrauen im Lande zu einem dreitägigen Fest geladen, damit sich sein Sohn eine Braut aussuchen möchte. In Kleidern, die ein Vogel ihr zugeworfen hatte, tanzte Aschenputtel an zwei Tagen unerkannt mit dem Königssohn bis es Abend war. Dann aber entzog sie sich ihm. Doch durch eine List brachte sich der Königssohn in den Besitz ihres linken Schuhs:

> »Am nächsten Morgen ging er damit zu dem Mann und sagte zu ihm: ›Keine andere soll meine Gemahlin werden als die, an deren Fuß dieser goldene Schuh passt.‹ Da freuten sich die beiden Schwestern, denn sie hatten schöne Füße. Die Älteste ging mit dem Schuh in die Kammer und wollte ihn anprobieren, und die Mutter stand dabei.

Aber sie konnte mit der großen Zehe nicht hineinkommen, und er war ihr zu klein. Da reichte ihr die Mutter ein Messer und sprach: ›Hau die Zehe ab: Wenn du Königin bist, so brauchst du nicht mehr zu Fuß zu gehen.‹ Das Mädchen hieb die Zehe ab, zwängte den Fuß in den Schuh, verbiss den Schmerz und ging heraus zum Königssohn. Da nahm er sie als seine Braut aufs Pferd und ritt mit ihr fort. Sie mussten aber an dem Grabe vorbei, da saßen die zwei Täubchen auf dem Haselbäumchen und riefen: ›Rucke di guck, rucke di guck, Blut ist im Schuck (Schuh): der Schuck ist zu klein, die rechte Braut sitzt noch daheim.‹ Da blickte er auf ihren Fuß und sah, wie das Blut herausquoll. Er wendete sein Pferd um, brachte die falsche Braut wieder nach Haus und sagte, das wäre nicht die Rechte, die andere Schwester sollte den Schuh anziehen. Da ging diese in die Kammer und kam mit den Zehen glücklich in den Schuh, aber die Ferse war zu groß. Da reichte ihr die Mutter ein Messer und sprach: ›Hau ein Stück von der Ferse ab: Wenn du Königin bist, brauchst du nicht mehr zu Fuß zu gehen.‹ Das Mädchen hieb ein Stück von der Ferse ab, zwängte den Fuß in den Schuh, verbiss den Schmerz und ging heraus zum Königssohn. Dann nahm er sie als seine Braut aufs Pferd und ritt mit ihr fort. Als sie an dem Haselbäumchen vorbeikamen, saßen die zwei Tauben darauf und riefen: ›Rucke di guck, rucke di guck, Blut ist im Schuck: der Schuck ist zu klein, die rechte Braut sitzt noch daheim.‹ Er blickte nieder auf ihren Fuß und sah, wie das Blut aus dem Schuh quoll und an den weißen Strümpfen ganz rot heraufgestiegen war. Da wendete er sein Pferd und brachte die falsche Braut wieder nach Haus« (Hrsg. Weltbild-Bücherdienst, J. u. W. Grimm, *Kinder- und Hausmärchen*, o. J., S. 74 f.).

3.8 Steigerung der eigenen Attraktivität

Es gibt zahlreiche Beispiele von teils drastischen, selbstverletzenden Verhaltensweisen zum Zwecke der Körpermodifikation mit dem Ziel der kulturell erlebten Attraktivität. Zugleich dienen diese Handlungen und ihre sichtbaren Folgen als Symbol und Kennzeichen des jeweiligen Stammes, der Vergewisserung der Gemeinschaft und der Stärkung der Verbundenheit. Von afrikanischen Stämmen ist beispielsweise bekannt, dass sie ihre Ohrläppchen durchbohren oder in Streifen schneiden oder dass der Hals durch das Tragen von Ringen, welche im Laufe der Jahre immer mehr werden, in die Länge gezogen wird. Bei anderen Völkern führt das Anbringen eines Holztellers in der Unterlippe, welcher von Zeit zu Zeit durch einen größeren ersetzt wird, über die Jahre zu einer sogenannten Tellerlippe.

Ein weiteres Beispiel für die rituell motivierte Selbstverletzung ist die sogenannte Skarifikation, die im afrikanischen Raum verbreitet ist. Dem Körper werden gezielt Verletzungen und Wunden zugefügt, welche deutlich erkennbare Narben hinterlassen. Ziel ist es, dem jeweils geltenden Schönheitsideal zu entsprechen. Des Weiteren sollen die Narben vor bestimmten Krankheiten schützen, und bei Frauen geben sie Hinweis auf die Abstammung. Darüber hinaus sind Narben ein sichtbares Symbol für männlichen Mut. Je mehr Vernarbungen ein Krieger auf seiner Brust trägt, desto mutiger gilt er in manchen Naturvölkern und desto höher ist sein Ansehen unter den Stammesverbündeten (Siebert 2012, S. 8 f.).

Bekannt sind auch die »Lotus-Füße« der chinesischen Frauen; ihnen wurden bereits als kleine Mädchen die Füße umwickelt, um den Fuß klein zu halten. Auf viele Chinesen hatten die Lotus-Füße eine stark erotische Anziehungskraft, weswegen es schlimme Konsequenzen hatte, wenn eines der Mädchen die Wickel abnahm. Erst 1930 wurde das Bandagieren verboten.

Die hier referierten Beispiele geben nur einen kleinen Einblick in die außerordentlich vielfältige Welt von teils grausam erscheinenden Selbstmodifikationen des Körpers im Verlauf der Menschheitsgeschichte. Sie sollten nicht als ein Kuriositätenkabinett missverstanden werden, sondern vielmehr darauf hinweisen, dass die Verletzung des eigenen Körpers für viele Menschen im Rahmen der Auseinandersetzung mit sich, der Welt, dem Sinn des Lebens sowie dem Hoffen, Bangen und Scheitern des eigenen Lebensvollzuges ein Mittel sein kann, das trotz der daraus selbst wieder resultierenden Probleme eine hilfreiche Kraft entfaltet.

Seine Fallberichte über kulturell sanktionierte Körpermodifikationen zusammenfassend resümiert Favazza (2011, S. 200):

> »Untersucht man die Körpermodifikationsrituale in vielen Kulturen, so kann man sehen, dass das Piercen, Beschädigen und Schneiden des Körpers oft mit Heilung, Spiritualität und sozialer Ordnung in Zusammenhang steht. Körpermodifikationen sind über Jahrtausende praktiziert worden, weil die Personen geglaubt haben, dass sie ihr Leben besser machen. In diesem Licht mag pathologische Selbstverletzung jenseits der Erleichterung durch das Symptom förderlich sein. Körpermodifikationsrituale dienen, wie sich zeigt, oft denselben Zielen wie pathologische Selbstverletzung.«

Die hier referierten mannigfaltigen Arten der Körpermodifikationen sollen - so die Hoffnung - der Therapeutin helfen, den selbstverletzenden Verhaltensweisen ihrer Klientin aus einer ruhigen Distanz zu begegnen. Das bedeutet nicht, emotional auf Abstand zu gehen, sondern eine zugewandte, interessierte Haltung gegenüber der Jugendlichen oder jungen Erwachsenen bewahren zu können. Die Beispiele können auch genutzt werden, das erschreckende Verhalten ein Stück zu »normalisieren« und das Schamgefühl zu reduzieren. Nicht nur andere Jugendliche und junge Erwachsene mit Problemen, sondern auch »normale« Erwachsene greifen zu unterschiedlichen Zeiten in unterschiedlichen Kulturen auf ein solches Verhalten zurück.

4 Selbstverletzendes Verhalten von Tieren

Selbstverletzendes Verhalten kann auch bei den Mitgeschöpfen des Menschen, den Tieren, beobachtet und experimentell ausgelöst werden. Laut Devine und Muehlmann (2009) zeigen Rhesusaffen häufig selbstverletzendes Verhalten, wenn sie emotionalen Stressoren ausgesetzt werden. Isoliert aufgezogene Tiere würden außerdem abnormale angstbezogene Verhaltensweisen sowie rhythmisch-stereotype Bewegungen entwickeln, wie sie bei Menschen mit selbstverletzendem Verhalten zu beobachten seien. Eine retrospektive Analyse ergebe, dass das Auftreten von selbstverletzenden Verhaltensweisen positiv mit frühen aversiven Lebenserfahrungen und darauf folgender Stressexposition korreliert sei.

Favazza hat ein entsprechendes Verhalten von Affen, die in Isolation aufgezogen wurden, 2011 (S. 66) beschrieben. Sich-Umklammern, Saugen und kurzes heftiges Beißen setze in den ersten drei Monaten der Isolation ein und scheine ein Vorläufer der Autoaggression zu sein. Das normale Kampfspielverhalten mit gleichaltrigen Affen könne wegen der Isolation nicht stattfinden. Offensichtlich würden die sozial deprivierten Äffchen lernen, sich selbst als Ziel der Aggressionen im Sinne einer Selbststimulation zu nutzen. Die Affen würden außerdem lernen, dass Autoaggression besser kontrollierbar und sicherer sei als Fremdaggression. Beispielsweise werde ein dominanter männlicher Affe sich nicht mit einem Affen befassen, der sich selbst verletzt, während er sozial aggressive Affen bedrohen oder angreifen würde. Die Neigung zu Autoaggressionen werde in den ersten zwei Monaten der Isolation aufgebaut und könne verringert oder gelöscht werden, wenn der Affe kurz nach den ersten zwei Lebensmonaten in dauerhaften Kontakt mit Gleichaltrigen oder besser noch mit einer erwachsenen weiblichen Äffin komme, die ihn akzeptiert.

Devine und Muehlmann (2009) berichten zudem, dass auch Ratten, die chronischem Stress ausgesetzt gewesen seien, häufig selbstverletzendes Verhalten zeigen. Und Jane Goodall, so Devine und Muehlmann, habe einen Fall von Selbstverletzung bei einem wilden Schimpansenjungen nach dem Tod seiner Mutter beobachtet. Hunde und Katzen mit Trennungsängsten seien bekannt dafür, sich selbst zu beißen und ihr Fell zu zerreißen. Emotionale Auslöser und chronischer Stress würden also häufig selbstverletzendes Verhalten bei Tieren und Menschen gleichermaßen auslösen können. Das sei auch bei Tieren zu beobachten, die in Zoos, auf Bauernhöfen und im Labor leben. Peters konnte 1969 (nach Allyn et al. 1976) zeigen, dass Nager sich selbst verletzen, wenn man ihnen Koffein oder Alkohol injiziert. Ausgeprägtes selbstverletzendes Verhalten wurde zudem bei in Gefangenschaft gehaltenen Makakken beobachtet, wenn Stresssituationen künstlich herbeigeführt wurden, aber keine Möglichkeiten zum Abreagieren des provozierten aggressiven Verhaltens zur Verfügung standen. Offensichtlich kommt es in solchen Situationen mit hoher Wahrscheinlichkeit zu einem Rückzug auf den eigenen Körper und dem Auftreten von selbstschädigendem Verhalten.

Vögel, die in Gefangenschaft gehalten werden, leiden zuweilen an einer sogenannten Federpickstörung (»feather picking disorder« - FPD). Sie zupfen sich Federn aus und spielen anschließend mit ihnen. Derartiges Verhalten tritt auf, wenn Vögel besonderen psychosozialen Stressoren ausgesetzt werden wie Alleinsein, Langeweile, Trennungsangst, Verlust und Frustration. Die Ätiologie dieses Verhaltens unterscheidet sich damit nicht von den ursächlichen Faktoren der Trichotillomanie, dem Haarausreißen, beim Menschen ebenso wie es sowohl bei der medikamentösen als auch der (oft praktizierten) behavioralen Behandlung hohe Übereinstimmungen in der Wirksamkeit gibt (Bordnick, Thyer a. Ritchie 1994).

5 Erklärungsmodelle

5.1 Risikofaktoren

Als Risikofaktoren werden Einflüsse genetischer, organischer, sozialer und *psychischer* Art verstanden, die dazu beitragen können, dass bestimmte psychische Störungen oder problematische Verhaltensweisen mit einer erhöhten Wahrscheinlichkeit auftreten. Risikofaktoren sind statistische Werte. Das heißt: Die Existenz eines Risikofaktors bewirkt nicht zwangsläufig eine Belastung oder Störung eines bestimmten Menschen. Es besteht keine linear kausale Beziehung zwischen dem Auftreten eines Risikofaktors und dem Erleben und Verhalten der einzelnen Person. Denn diese Person bestimmt letztlich aufgrund ihrer jeweils aktuellen bio-psycho-sozialen Gesamtsituation über die persönliche Bedeutung eines Risikofaktors. Dabei spielen auch die gegenläufigen Einflüsse von Schutzfaktoren eine große Rolle, die jedoch in der Regel schlechter erforscht sind. Zudem ist meist unklar, wieweit die in Studien erfassten Risikofaktoren primär die Auftretenswahrscheinlichkeit eines bestimmten Verhaltens beeinflusst haben oder ob sie bereits selbst eine Reaktion auf dieses Verhalten darstellen. Trotzdem ist die Kenntnis der Risikofaktoren für die Therapeutin bei ihrer Hypothesenbildung von Bedeutung, bei der es selbstverständlich nicht um die Herstellung »wahrer« oder »richtiger« Zusammenhänge geht, sondern vielmehr um therapeutisch hilfreiche Bedeutungszuschreibungen.

5.1.1 Schwierigkeiten bei Emotionsregulation und Problembewältigung

Viele Jugendliche haben Schwierigkeiten, ihre Probleme und Bedürfnisse anderen mitzuteilen. Sie weisen häufig eine eingeschränkte Fähigkeit (oder auch Bereitschaft) auf, die eigenen Gefühle korrekt zu identifizieren und durch Worte ausdrücken. Sie besitzen nicht das Vokabular, um ihre Gefühle und das Erleben ihrer Lebenssituation zu beschreiben. In Situationen von außerordentlicher Angst, Ärger und Aggressivität sehen sie nur die Möglichkeit, ihre Anspannung und Verzweiflung durch ihr Verhalten zum Ausdruck zu bringen und greifen dann zu dem Mittel der Selbstverletzung, durch das sie zumindest kurzfristig eine Entlastung von einer als nicht mehr aushaltbar erlebten inneren Erregung erreichen (Hill 1995; Hawton, Rodham u. Evans 2008).

Darüber hinaus zeigen viele Jugendliche, die sich selbst verletzen, große Schwierigkeiten bei der Emotionsregulation. Bei emotionalen Belastungen ist es notwendig, die eigenen Gefühle zu kontrollieren und sich selbst zu beruhigen oder abzulenken, um eine hinreichende emotionale Ausgeglichenheit zu bewahren. Ohne diese Fähigkeit wird eine Person bei jeder Herausforderung oder bei allen aufregenden Ereignissen von ihren Gefühlen überwältigt. Sie ist dann nicht mehr in der Lage, Probleme in Ruhe zu analysieren und aktiv zu lösen. Das ist vor allem bei außengerichteten Gefühlen wie Wut, Ärger und Feindseligkeiten der Fall, aber auch bei ausgeprägten Angstgefühlen. Die Anspannung steigt und kann dann häufig nur durch selbstverletzendes Verhalten abgeleitet werden. Demgegenüber führen innengerichtete Gefühle wie Scham, Schuld und Selbstverachtung vorwiegend zu vermeidendem Verhalten, wodurch ebenfalls die Fähigkeit herabgesetzt wird, Probleme aktiv zu lösen. In diesen Fällen bekommt das selbstverletzende Verhalten einen selbstbestrafenden Charakter.

Art und Ausmaß von Bewältigungsreaktionen werden durch zwei kognitive Prozesse bestimmt: Zunächst erfolgt eine individuelle Bewertung des Grades der Bedrohlichkeit einer Situation. Wird diese als hoch eingestuft, besteht eine Motivation zu aktivem Bewältigungshandeln. Sodann wird subjektiv eingeschätzt, wieweit die Person der Überzeugung ist, über die notwendigen Ressourcen zu einem erfolgreichen Bewältigungshandeln zu verfügen. Erst ab einem bestimmten Maß an Kompetenzüberzeugung wird die Person dann bereit sein, Schritte der Bewältigung einzuleiten. Jugendliche mit einem geringen Selbstwertgefühl und dem Erleben von Wertlosigkeit neigen demgegenüber dazu, die eigene Kompetenz und das Vorhandensein an Ressourcen gering einzuschätzen und verzichten auf aktives Bewältigungshandeln (Näheres dazu siehe Abschnitt 9.3).

In einer Schulstudie von Hawton, Rodham und Evans (2006) mit 6.020 Schülern aus der Zeit 2000/2001 zeigte sich, dass Jugendliche, die selbstschädigende Handlungen durchgeführt hatten, über weniger Ressourcen an sozialer Unterstützung verfügten und viele von ihnen mit niemandem gesprochen oder versucht hatten, von irgendjemandem Hilfe zu bekommen. Demgegenüber neigten sie dazu, erlebnisorientierte Bewältigungsstrategien einzusetzen, wie Alkohol zu trinken oder wütend zu werden, wenn sie Probleme hatten. Sie zeigten mehr Vermeidungsverhalten als Vergleichspersonen und waren davon überzeugt, bei zwischenmenschlichen Problemen nur über geringe Kontrollmöglichkeiten zu verfügen.

Schwierigkeiten in der Emotionsregulation und beim Problembewältigungsverhalten führen im Übrigen nach Muehlenkamp et al. (2013) vor allem dann zu selbstverletzendem Verhalten, wenn eine negative Körperwahrnehmung und eine abwertende Einstellung dem eigenen Körper gegenüber bestehen.

Abschließend sei auf die Ergebnisse der Studie von Sim et al. (2009) verwiesen, nach der die Reaktion der Eltern auf das emotionale Ausdrucksverhalten ihrer Kinder signifikanten Einfluss auf das spätere psychosoziale Verhalten hat. Ein Familienklima, das geprägt ist durch eine geringe Wahrnehmung von Emotionen und Schwierigkeiten, Gefühle auszudrücken, beeinflusst die Fähigkeit der Emotionsregulierung und damit die Häufigkeit von NSSV in signifikanter Weise zumindest bei weiblichen Jugendlichen.

5.1.2 Familiäre Einflüsse

Familiäre Einflüsse stellen nach den vorliegenden Befunden den weitaus bedeutendsten Risikofaktor für das Auftreten von NSSV dar. Um Missverständnisse zu vermeiden, wird dieser Darstellung eine kurze Anmerkung vorangestellt: Leider gibt es im psychosozialen System eine lange Tradition, die Eltern als Verursacher der psychischen Störungen ihrer Kinder anzusehen, eine Tradition, die viele Leid erzeugt hat. Wer heute allerdings noch so denkt, sollte nicht mit Eltern arbeiten – im Grunde auch nicht mit Kindern. Denn diesem linear-kausalen Denkmuster liegt eine tiefe Missachtung des Kindes zugrunde, weil das Kind dabei als nahezu beliebig manipulierbares Objekt betrachtet wird. Auch wenn ein Kind selbstverständlich angemessen körperlich versorgt werden muss: Den psychosozialen Einflüssen seiner Welt ist es nicht hilflos ausgeliefert, sondern es entscheidet selbst und sehr eigenständig darüber, wie es die Einflüsse seiner Umwelt verarbeitet. Das macht nicht zuletzt die Würde des Kindes aus.

Damit wird nicht geleugnet, dass Eltern unterschiedlich gute und förderliche Rahmenbedingungen für das Aufwachsen eines Kindes schaffen – und manche eben auch sehr ungünstige Bedingungen. Aber zwischen einer Verursachung (einer zwangsläufigen Beziehung) und dem Herstellen von Rahmenbedingungen für das Aufwachsen besteht ein gravierender Unterschied. Und der wird bewirkt durch das Kind als aktives Subjekt. Wenn also im Folgenden relativ ausführlich familiäre Risikofaktoren referiert werden, so soll das zum einen aufzeigen, dass die Arbeit mit den Eltern bzw. der Familie bei NSSV von Jugendlichen und jungen Erwachsenen therapeutisch unverzichtbar ist, und zum anderen einen möglichst breiten gedanklichen Kontext für diese therapeutische Arbeit aufspannen.

Als die in der Literatur am meisten diskutierten familiären Risikofaktoren werden von Martin et al. (2016) aufgeführt: das Erleben eines Mangels an elterlicher Sorge bei gleichzeitig hohem Maß an Kontrolle, das Erleben der Entfremdung von den Eltern, eine Beziehungstraumatisierung durch ein hochgradig unsensibles und inadäquates Versorgungsverhalten der Eltern und eine Misshandlung des Kindes. Diese Auflistung kann ergänzt werden durch die Risikofaktoren: schwerwiegende Konflikte mit den Eltern und Probleme innerhalb der Familie ausgelöst durch finanzielle Probleme, elterliche Konflikte, Alkoholismus und psychische Krankheit eines Elternteils.

Auf Basis einer Befragung von mehr als 1.200 College-Studentinnen im Durchschnittsalter von 21 Jahren, die ihre Situation rückblickend beurteilten, kamen Muehlenkamp et al. (2013) zu der Überzeugung, dass zwischenmenschliche Faktoren vor allem für den Beginn von NSSV mehr noch als für die Aufrechterhaltung von Bedeutung seien. Besonders die Personen mit repetitivem NSSV hätten signifikant häufiger als die Personen der Vergleichsgruppe angegeben, dass sie wenig Unterstützung von ihren Familienmitgliedern erhalten und insgesamt weniger Ansprechpartner gehabt hätten, von denen sie Ratschläge hätten bekommen können. 59 % hätten mit anderen über ihr NSSV gesprochen, aber selten mit Fachleuten des Gesundheitsbereichs. Einer der häufigsten Gründe für den Beginn von NSSV sei der Ärger über eine andere Person gewesen.

In einer Befragung von Ammerman und Brown 2018 berichteten Jugendliche und junge Erwachsene mit einer Geschichte von NSSV, dass ihre Eltern ihnen vergleichsweise wenig emotionale Unterstützung gäben, dass sie, die Eltern, mehr Verärgerung auslösen würden, dass sie aufdringlicher seien und mehr Kritik äußerten. Aufgrund der Wahrnehmung kritischer und feindseliger Äußerungen seitens der Eltern und einer Kommunikation, die von einem hohen emotionalen Überengagement gekennzeichnet sei, hätten diese jungen Menschen einen sehr negativ kritischen Blick auf sich selbst entwickelt, der durch Gedanken geprägt sei wie »Es gibt einen Teil in mir, der meint, dass ich nicht gut genug bin« oder »Ich habe ein Gefühl von Ekel und Überdruss mir selbst gegenüber«.

Ein hohes Maß an Kritik seitens der Mutter und des Vaters hat sich in vielen Studien als wichtiger Risikofaktor erwiesen. Yates et al. (2008) fanden in ihrer Untersuchung, dass ein hohes Maß an Kritik von Eltern an den Jugendlichen zu einer Entfremdung von den Eltern führe und auf diesem Weg ein zentrales Element bei der Entwicklung von NSSV darstelle. Auch Wedig a. Nock (2007) beobachteten in ihrer Studie eine signifikante Assoziation zwischen einem High-Expressed-Emotions-Verhalten (HEE) und NSSV. Haltung und Einstellung der Familienangehörigen gegenüber den Jugendlichen sei in ihrer Studie geprägt gewesen durch eine Vielzahl kritischer Äußerungen, durch Feindseligkeiten und eine emotional überreagierende Kommunikation.

In einer Studie von Baetens et al. (2011) schilderten Jugendliche im Alter von 12 Jahren mit selbstverletzendem Verhalten, dass ihre

Eltern eine vergleichsweise hohe psychische und verhaltensmäßige Kontrolle ausüben würden. Insbesondere in der Kombination mit einer geringen Warmherzigkeit und geringer Unterstützung stellt dies einen signifikanten Risikofaktor für NSSV dar. Im Übrigen zeigte sich eine negative Assoziation zwischen NSSV und dem Ausbildungsgrad der Eltern, ihrem Beruf und dem familiären Einkommen. Bei der kritischen Bewertung ihrer Ergebnisse verweisen Baetens et al. (a. a. O.) darauf, dass die Wahrnehmung der Jugendlichen einer überdurchschnittlich hohen elterlichen Kontrolle auch dadurch begründet sein könne, dass die Jugendlichen in diesem Alter ihr NSSV oft vor den Familienmitgliedern und den Gleichaltrigen zu verbergen suchten und dass sie möglicherweise deshalb die Kontrolle besonders stark wahrnehmen würden. Andererseits könne es auch sein, dass das verheimlichende Verhalten der Jugendlichen zu einem Anstieg an Verhaltenskontrollen und psychischer Kontrolle seitens der Eltern führe, getragen von dem Wunsch, Einfluss auf den Jugendlichen nehmen zu können.

Liu et al. (2020) heben als Ergebnis ihrer Untersuchung hervor, dass es eindeutige Verbindungen zwischen dem Erziehungsstil der Eltern und dem Auftreten sowie der Schwere des NSSV gebe. Dabei sei zwischen dem Einfluss der Mütter und dem der Väter zu unterscheiden. Ein hohes Maß an Zurückweisung (Ablehnung) sowohl durch die Mutter als auch durch den Vater sei eindeutig verbunden mit dem Auftreten von NSSV. Ein hohes Maß an Zurückweisung seitens der Mutter sei ebenfalls besonders dann verbunden mit einer hohen Zahl von selbstverletzenden Verhaltensweisen, wenn der Vater nur wenig emotionale Wärme zeige. Auf der anderen Seite habe es Hinweise gegeben, dass Jugendliche, die eine geringere Zurückweisung seitens der Mutter und mehr emotionale Unterstützung seitens des Vaters erfahren würden, ein weniger ausgeprägtes NSSV zeigen würden. Im Übrigen gebe es einen eindeutigen Zusammenhang zwischen einem hohen Maß an Überbehütung seitens der Mutter und dem Auftreten von NSSV, das offensichtlich durch ein ungesundes Selbstwerterleben moderiert werde. Dies sei besonders ausgeprägt, wenn der Vater gleichzeitig nur wenig emotionale Wärme zeige.

In einer Studie von Hilt et al. (2008) führte das Auftreten von NSSV zu einer signifikanten Verbesserung der Qualität der Beziehung zu den Vätern. Die Autorinnen sehen darin eine Bestätigung der Funktion des NSSV als Appell an die elterliche Beziehung. Dabei verbessere sich die Beziehung zu den Vätern möglicherweise deshalb stärker als die zu den Müttern, weil Väter stärker durch situative Faktoren beeinflusst würden als Mütter. In ihrer Studie zeigte sich die Beziehung der Mütter zu den Jugendlichen als wenig verändert. Die Autoren sehen diesen Befund gestützt durch Studienergebnisse von Kolleginnen zur positiven Bedeutung der Beziehung von Vätern zu ihren jugendlichen Familienmitgliedern.

Die Ergebnisse vorangegangener Studien, die ein hohes Maß elterlicher Vernachlässigung und Entfremdung bei Jugendlichen mit NSSV zeigten, fanden Kaess et al. (2013) in ihrer Studie bestätigt. Sie erfassten vor allem mütterliche Antipathie und Vernachlässigung als signifikanten Risikofaktor für die Entwicklung von NSSV und sehen in diesem Befund eine Bestätigung der grundlegenden Bedeutung einer invalidisierenden und vernachlässigenden familiären Umwelt. Insgesamt folgerten die Autoren, dass der Einbezug der Familienmitglieder in die therapeutische Arbeit entscheidend sei, um NSSV zu reduzieren oder es zukünftig zu verhindern.

Dieser Befund unterstützt Linehans biosoziales Modell, das eine Invalidierung durch die familiäre Umwelt als zentralen Faktor in der Entwicklung selbstverletzenden Verhaltens beschrieben hat. Mit dem Begriff »Invalidierung« fasst man das von Linehan (1996) beschriebene Verhalten von Bezugspersonen, die das emotionale Erleben und Verhalten eines Kindes entwerten und für ungültig erklären (*invalidate* = »ungültig machen, entwerten«). Emotionale Äußerungen werden kritisiert, getadelt, lächerlich gemacht, bestraft oder ignoriert. Auf diese Weise lernt das Kind nicht, mit negativen Emotionen umzugehen. Stattdessen lernt es, die eigenen Gefühle und Wahrnehmungen selbst nicht mehr zu akzeptieren, sich ihrer zu schämen und sich für diese Gefühle zu bestrafen.

In einer eigenen Untersuchung mit knapp 4.000, vorwiegend weiblichen Jugendlichen und jungen Erwachsenen im Alter von 17 bis

25 Jahren erarbeiteten Martin et al. (2016) unterschiedliche Eltern-Kind-Beziehungsmuster bei Jugendlichen und jungen Erwachsenen mit NSSV:

- *das negativ invalidierende Muster:* Es war die größte Gruppe. Sie entsprach am ehesten der Beschreibung von Linehan (a. a. O.) mit einer eingeschränkten elterlichen Sorge und eingeschränktem Vertrauen sowie der Schilderung von Beziehungstraumata und moderater Entfremdung.
- *das negativ gestörte Muster:* Eine hochgradig feindliche familiäre Umgebung mit zerstörerischen Beziehungserfahrungen.
- *das moderat positive Muster:* Es wurden positive Beziehungserfahrungen in allerdings nicht sehr hohem Ausmaß gefunden. Im Vergleich zu der Kontrollgruppe zeigte sich ein leicht erhöhtes Gefühl der Entfremdung und ein etwas geringere väterliche Sorge. Als kritisch wurde das in dieser Gruppe eingeschränkte Kontaktverhalten zu Gleichaltrigen eingeschätzt ebenso wie die Erfahrung von außerfamiliärer sexueller oder physischer Gewalt und sonstiger negativer Lebensereignisse.
- *das positiv idealistische Muster:* Es wird seitens der Jugendlichen und jungen Erwachsenen von einer sehr positiven Eltern-Kind-Beziehung berichtet. Die Befunde legen nahe, dass diese Personen einen großen Druck erleben, die elterlichen Erwartungen zu erfüllen, mit der Folge einer größeren Stressbelastung im Jugendalter.

Abschließend betonen die Autoren, dass für viele Betroffene in der Behandlung und Prävention von NSSV solche Therapien nützlich seien, die die Qualität der Familienbeziehungen bzw. die Wahrnehmung der Betroffenen über ihre familiären Beziehungen zu verbessern suchen.

Hawton, Rodham und Evans (2008) verweisen ebenfalls auf verschiedene epidemiologische Studien, die gezeigt haben, dass eine gute Kommunikation mit Familienmitgliedern und das Gefühl, von ihnen verstanden zu werden, mit einer geringeren Prävalenz selbstschädigender Phänomene verbunden sei. Das könne auf verschiedene Weise erfolgen: Beispielsweise könne emotionale Unterstützung in Form von Anerkennung, die den Selbstwert erhöht, das Vertrauen einer Person in ihre Fähigkeiten, mit Herausforderungen fertig zu werden, stärken. Auf der anderen Seite können Unterstützer durch Informationen einer Person dabei helfen, neue Strategien kennenzulernen, um bestimmte Probleme zu lösen. Praktische Unterstützung könne bedeuten, dass weitere Ressourcen angeboten werden, um bei der Lösung von Problemen zu helfen.

Auch Vonderlin et al. (2011) schildern als Ergebnis einer großen repräsentativen Schulstudie: Jugendliche mit Selbstverletzungen gaben im Vergleich zur Kontrollgruppe mehr Probleme in der Familie, mehr Schwierigkeiten mit Liebesbeziehungen und Gleichaltrigen, mehr Selbstwertprobleme, mehr Drogen-/Alkoholkonsum und häufiger Unzufriedenheit mit dem eigenen Körper an. Unterschiede ergaben sich auf einem niedrigeren Signifikanzniveau für weitere Kategorien: Jugendliche mit selbstverletzendem Verhalten berichten häufiger von Tod oder Verlusterlebnissen sowie häufiger von Gewalterfahrungen innerhalb und außerhalb der Familie. Keine statistisch bedeutsamen Unterschiede gab es zwischen den Gruppen in den Bereichen Schule, Trennung in der Familie, Missbrauch/Traumata und Suizidalität.

> »Betrachtet man die genannten Problembereiche wird deutlich, dass interpersonale Schwierigkeiten im Vordergrund stehen. Am häufigsten wurden von den betroffenen Jugendlichen familiäre Probleme berichtet« (a. a. O., S. 117).

Im Übrigen haben Jugendliche mit Selbstverletzungen »offensichtlich vermehrt Schwierigkeiten, enge, intime Beziehungen aufzubauen bzw. zu gestalten (ebd.)«. Sozialer Rückzug, wenig Anerkennung durch Gleichaltrige und Konflikte mit Mitschülern scheinen häufig mit Selbstverletzung verbunden zu sein. Die Autoren schließen daraus, dass sowohl in präventiver als auch in therapeutischer Hinsicht gute soziale Kompetenzen und befriedigende Beziehungen das Risiko für selbstverletzendes Verhalten verringern können.

In einer Langzeitstudie an über 2.000 weiblichen Jugendlichen ermittelten Victor et al. (2019), dass harte elterliche Bestrafung (schreien, beschimpfen, Drohungen, das Kind aus der Familie zu werfen, oder die Drohung, das Kind zu schlagen), geringe elterliche Aufsicht und eine schlechte Bindungsqualität zu den Eltern (geringe elterliche Verfügbarkeit, geringes Verständnis, geringer Respekt) das Auftreten eines NSSV im Jugendalter voraussagen ließen. Positives Elternverhalten demgegenüber (Anerkennung aussprechen oder In-den-Arm-Nehmen, wenn das Kind ein von den Eltern gewünschtes Verhalten zeigt) reduzierte die Auftretenswahrscheinlichkeit, und es zeigten sich Hinweise, dass die Eltern-Kind-Beziehung generell ein wichtiger Schutzfaktor gegen NSSV ist.

Die Tatsache, dass der Aufbau von hilfreichen Beziehungen und die Entwicklung angemessener sozialer Fähigkeiten von hoher Bedeutung ist, halten Muehlenkamp et al. (2013) für einen wichtigen Befund im Hinblick auf therapeutische Maßnahmen, zumal beide Faktoren therapeutisch gut zugänglich seien. Im Übrigen verweise ihre Studie darauf, dass der Einfluss von Gleichaltrigen auf repetitives NSSV nicht so hoch sei wie der der Familie. Der Befund einer mangelnden familiären Unterstützung als wichtigster Risikofaktor für NSSV korrespondiere gut mit der Hypothese von Martin et al. (2011), dass eine invalidierende familiäre Umgebung die Vulnerabilität für selbstverletzendes Verhalten erhöhe. Familientherapie, die auf die Verbesserung der Familienbeziehungen, der Kommunikation und der emotionalen Unterstützung sowie der Strategien emotionaler Regulation fokussiere, müsse deshalb ein wichtiger Teil von NSSV-Behandlung sein. Gleichaltrige, die sich selbst verletzen, würden allerdings als Auslöser für NSSV eine große Rolle spielen. Im Übrigen habe sich in Übereinstimmung mit Baetens et al. (2011) gezeigt, dass Personen mit NSSV vergleichsweise selten den Kontakt zu psychosozialen Fachleuten suchen. Diejenigen, die Gespräche mit Professionellen aus dem Gesundheitsbereich geführt hätten, hätten diese Gespräche als wenig hilfreich beurteilt.

Martin et al. (2015) heben hervor, dass nicht alle Personen, die NSSV zeigen, die Beziehung zu ihren Eltern als schlecht bezeichnen.

Personen aber, die über eine wenig emotionale Eltern-Kind-Beziehung berichteten, schilderten eine vergleichsweise hohe Frequenz von NSSV, und dies unabhängig von der Qualität der Beziehung zu ihren Peers.

5.1.3 Konflikte mit Gleichaltrigen und Mobbing

Die Bedeutung von Mobbing als Risikofaktor für das Auftreten von selbstverletzendem Verhalten hat sich in mehreren Studien gezeigt. Brunstein, Klomek et al. (2016) konnten in einer großen europäischen Studie an mehr als 11.000 Schülern im Alter von durchschnittlich knapp 15 Jahren einen deutlichen Zusammenhang zwischen körperlichen und verbalen Schikanierungen und selbstverletzendem Verhalten feststellen. Depressive Störungen verstärkten im Gegensatz zu Angststörungen die Auswirkung von Schikanen durch Gleichaltrige. Auch Cyberbullying zeigte sich bei Jugendlichen assoziiert mit NSSV (Hay a. Meldrum 2010). Als Schutzfaktoren erwiesen sich eine Unterstützung durch Eltern und Gleichaltrige und ein prosoziales Verhalten der Betroffenen. Ein Unterschied zwischen weiblichen und männlichen Jugendlichen zeigte sich nicht.

Victor et al. (2019) bewerten die bisher vorliegenden Befunde weniger eindeutig und erklären dies damit, dass oft nicht unterschieden werde zwischen Risikofaktoren für den Beginn von NSSV und solchen für das Aufrechterhalten von NSSV. Sie bestätigen die Bedeutung der negativen Annahmen über die Gleichaltrigen für das Auftreten von NSSV, beispielsweise von Annahmen wie: »Die anderen Kinder werden mich herabwürdigen oder quälen, wenn sie eine Chance dazu haben«, oder in der Selbstwertskala: »Es lohnt sich nicht für andere Kinder, sich mit mir anzufreunden« oder »Ich bin nicht sehr gut darin, dafür zu sorgen, dass andere Kinder mich in ihr Spiel einschließen«. Auch in anderen Studien zeige sich, dass diese Art der Selbstkritik mit dem Auftreten von NSSV eng verbunden sei.

5.1.4 Soziale Ansteckung

Laut Nock (2010) wird der Beginn von NSSV in hohem Maße durch die Beobachtung Gleichaltriger beeinflusst. Das heißt: Die Selbstverletzung wird bei einer anderen Person als wirksame Bewältigungsstrategie erlebt. Wie sich bei Befragungen zeigte, kennen die meisten Jugendlichen eine gleichaltrige Person, die ein solches Verhalten zumindest einmal durchgeführt hat. Auf diese Weise kommt es zu Ansteckungsphänomenen in Kliniken, Schulen und sonstigen Jugendgruppen. NSSV von Freundinnen erwies sich bei weiblichen Jugendlichen als signifikanter Vorhersagefaktor für das Auftreten von NSSV (Prinstein et al. 2010). Zudem zeigte sich in vielen Fällen eine Ähnlichkeit in den Funktionen des selbstverletzenden Verhaltens (Heath a. Nixon 2008). Allerdings scheint die Ansteckung indirekt, vorwiegend durch Beobachtung zu erfolgen. Diesen Befund bestätigten Victor und Klonky (2018) insofern, dass sie kaum Hinweise fanden, dass Jugendliche mit NSSV andere zu einem solchen Verhalten ermutigten, es empfahlen oder sie dabei unterstützten. Demgegenüber sei die Bekanntschaft mit Freundinnen, die sich selbst verletzen, mit der Anwendung von mehr Selbstverletzungsmethoden, einem höheren Grad des Sich-Schneidens und einer höheren Frequenz verbunden.

Grundsätzlich scheint die Ansteckung vor allem in Subgruppen oder Triaden stattzufinden, in denen selbstverletzendes Verhalten nicht nur toleriert, sondern auch verstärkt wird. Giletta et al. (2013) ermittelten zudem, dass die eigene depressive Symptomatik ebenso wie die des Freundes oder der Freundin das Auftreten eines selbstverletzenden Verhaltens voraussagen konnten. Die Autoren halten es für möglich, dass der Kontakt mit depressiven Freunden die Schüler sehr belastet und dass das selbstverletzende Verhalten eine Strategie darstellt, sich gegen die Belastung zu wehren. Sie folgerten aus ihrer Studie, dass selbstverletzendes Verhalten sich eher auf leisen Füßen und durch die Hintertür an Jugendliche heranschleicht, als dass es direkt an die Haustür klopft.

5.1.5 Einfluss von Medien

Purington und Whitlock (2010) beantworten die Frage, weshalb NSSV so oft als unangemessene Copingstrategie benutzt wird, ebenfalls mit dem Begriff der sozialen Ansteckung. Ihrer Ansicht nach dürften allerdings Peerkontakte kaum als ausreichende Erklärung für eine so weite Verbreitung in relativ kurzer Zeit ausreichen. Sie vermuten, dass die Medien bei diesem Phänomen eine entscheidende Rolle spielen. NSSV werde zunehmend als Coping-Mechanismus von ganz normalen Personen und auch von Berühmtheiten dargestellt. Dadurch sei das Stigma dieses Verhaltens reduziert und NSSV nahezu normalisiert worden. NSSV werde oft als Methode zur Problembewältigung gezeigt, die für eine junge Person, die sich mit altersgemäßen Herausforderungen konfrontiert sehe, sowohl leicht erreichbar als auch effektiv sei. Allerdings würden die Langzeitfolgen dieses Verhaltens selten geschildert. Wunden, die schwerer ausgefallen seien als geplant, würden ebenso wenig gezeigt wie die dann erforderliche medizinische Versorgung.

Selbstverletzendes Verhalten ist Jugendlichen durch die Medien, die sie nutzen, heutzutage gut bekannt. Websites verweisen oft auf Fotos und Biografien von berühmten Personen wie Lady Di, Angelina Jolie, Johnny Depp oder Christina Ricci, die einräumen, selbstverletzendes Verhalten praktiziert zu haben. Auch gibt es im Internet viele Verweise auf Filme, Songs und Bücher, die selbstverletzendes Verhalten thematisieren und die ein solches Verhalten befördern. Den Besucherinnen der entsprechenden Internetseiten werde NSSV als effektive Copingstrategie dargestellt und gezeigt, dass es in einer großen Zahl von belastenden Situationen nützlich sein könne. In Filmen beispielsweise, so Jarvi et al. (2013), werden die Personen, die sich selbst verletzen, als starke Persönlichkeiten mit hohem moralischen Anspruch dargestellt. Sie zeigen häufig psychische Störungen, machen aber keine Suizidversuche und suchen keine therapeutische Unterstützung.

Duggan (2012) und Kolleginnen schildern, dass es Tausende von sozialen Netzwerken gibt, die als Online-Unterstützungsgruppen auftreten oder als Foren dienen, in denen Erfahrungen,

Methoden und Fotos ausgetauscht werden. Sie teilen die Einschätzung anderer Forscherinnen, dass diese Netzwerke das Potenzial haben, selbstverletzendes Verhalten unempfindlich zu machen, es zu normalisieren und dazu zu ermutigen. Withlock und Kolleginnen (2007) vermuten, dass diese Internetseiten Jugendliche wegen ihrer Anonymität und der Leichtigkeit des Zugriffs anziehen. Sie würden ähnliche Lebensgeschichten kennenlernen, was zu einer Normalisierung und unbewussten Rechtfertigung des Einsatzes von selbstverletzendem Verhalten führen könne. Sie weisen aber auch darauf hin, dass Selbstverletzungs-Websites Unterstützung anbieten, selbstverletzendes Verhalten zu reduzieren oder zu beenden (Näheres bei Walrath 2017).

Die hohe Präsenz von NSSV in den Medien kann deshalb nicht nur negativ beurteilt werden. Sie erhöht auch die öffentliche Wahrnehmung und Stigmatisierung dieses Verhaltens. Dadurch kann die Wahrscheinlichkeit steigen, dass eine Person, die sich selbstverletzend verhält, ermutigt wird, ihr Verhalten anderen zu eröffnen und möglicherweise sogar Therapie zu suchen. Viele Betroffene haben zudem in ihrem Umfeld sehr negative Reaktionen auf ihr selbstverletzendes Verhalten erfahren. Sie suchen deshalb im Internet Information und Unterstützung und bevorzugen gegebenenfalls auch eine Online-Therapie (Ranney et al. 2013). Insofern ist es nicht unwichtig, im Gespräch mit Betroffenen die jeweils individuellen positiven und negativen Einflüsse zu erfassen.

Claes et al. (2010) - nach Walrath (2017) - fanden in einer Untersuchung, dass Jugendliche, die NSSV zeigten, über eine niedrige Intelligenz und eine geringere Attraktivität, über geringere soziale Fähigkeiten und eine geringere emotionale Stabilität verfügten als ihre in dieser Hinsicht unauffälligen Gleichaltrigen. Die Autoren nehmen an, dass diese Jugendlichen nicht zuletzt wegen ihres geringen Selbstwertgefühls den Kontakt zu anderen Jugendlichen mit ähnlichen Problemen, die sich ebenso selbst verletzen, suchen und attraktiv finden. Deshalb würden diese unglücklichen und gestressten Jugendlichen sich von dem Medium sehr angezogen fühlen. Das könne auch erklären, warum viele, die auf diesen Websites posten, ein Verlangen beschrieben, sich selbst zu bestrafen, und im Hinblick auf ihr Leben und ihre Zukunft tief frustriert seien.

Auch wenn der mächtige Einfluss der Medien offensichtlich ist, ist die Einzelne aber nicht notwendigerweise nur passive Medienkonsumentin. Es ist deshalb eine Medienerziehung erforderlich, die die Jugendlichen und jungen Erwachsenen befähigt, untergründige Botschaften zu erkennen und die jeweils dargestellten Grundideen zu hinterfragen. Auf diese Weise kann der Einfluss der Medien eingegrenzt werden. Dieser Ansatz werde, so Walrath (a. a. O.), inzwischen in den USA von verschiedenen Institutionen unterstützt. Auch wenn Schulen bei dieser Medienerziehung eine große Rolle spielten, müsse die Medienerziehung doch bereits zu Hause dadurch beginnen, dass die Eltern ihre Kinder ermutigten, die Medienbotschaften, die sie erreichen, zu hinterfragen.

5.1.6 Trauma und sexueller Missbrauch

Es gibt zahlreiche Studien, die einen ätiologischen Zusammenhang zwischen sexuellem Missbrauch in der Kindheit und NSSV postulieren, während in anderen Studien dieser Zusammenhang als gering beurteilt wird. Klonsky und Moyer führten deshalb 2008 eine Metaanalyse durch, die aufzeigte, dass sexueller Missbrauch in der Kindheit als einzige Variable NSSV nicht erklärt. Letztlich könne sexueller Missbrauch in der Kindheit am ehesten als »stellvertretender« Risikofaktor für NSSV angesehen werden. Das heißt: Sexueller Missbrauch in der Kindheit sei ein Risikofaktor für psychiatrische Erkrankungen wie Depressionen, Angststörungen und Selbstherabsetzung, die wiederum mit NSSV in einer Wechselbeziehung stünden. Auch Nash et al. (1993) führen den Zusammenhang zwischen sexuellem Missbrauch und NSSV mehr auf eine hoch belastete familiäre Umwelt als Risikofaktor zurück als auf den sexuellen Missbrauch als solchen.

Darüber hinaus werden Schamgefühle als Mediatoren zwischen sexuellem Missbrauch und selbstverletzendem Verhalten diskutiert. Schamgefühle treten nicht selten nach sexuellem Missbrauch auf, weil die Betroffenen sich entwürdigt und beschmutzt fühlen. Vor allem aber glauben sie häufig, selbst schuld an dem Missbrauch zu sein, weil sie sich vorwerfen, sich nicht genug gewehrt zu haben, oder weil sie ungewollte sexuelle Empfindungen gehabt haben. In solchen Fällen können selbstverletzende Verhaltensweisen in selbstbestrafender Intention auftreten (siehe dazu Abschnitt 9.9).

Nach Walsh und Rosen (1988) spricht einiges dafür, traumatische Erfahrungen in der Kindheit generell als Risikofaktoren für das spätere Auftreten von NSSV anzusehen, unabhängig davon, ob die Traumatisierung durch einen Verlust von Eltern und dadurch bedingte Deprivation, durch chronische Krankheit und mehrfache Operationen, durch gewaltgeprägte Auseinandersetzungen zwischen den Eltern, durch körperliche Misshandlung oder durch sexuelle Misshandlung erfolgt ist. In einem entwicklungspsychopathologischen Modell geht Yates (2004) davon aus, dass Personen, die sich selbst verletzen, in ähnlicher Weise wie Menschen mit einem »normalen« Entwicklungsprozess ein eingeschränktes Selbstwertgefühl mit einem kohärenten persönlichen Narrativ auszugleichen suchen. Im Unterschied zu diesen Personen ohne Traumaerfahrung entwickeln Menschen, die traumatische Kindheitserfahrungen, insbesondere Erfahrungen von Misshandlung, gemacht haben, möglicherweise kein anpassungsfähiges Selbst, andere Erwartungen und keine wirksamen Fähigkeiten für die Wahrnehmung, Interpretation und Integration von Erfahrungen. Es fehlen ihnen Fähigkeiten der Modulation von Erregung und die Fähigkeit zu erfüllenden und bedeutsamen Beziehungen mit sozialen Partnern. Dieses Modell geht davon aus, dass NSSV für diese Menschen eine kompensatorische Strategie der Regulation und Beziehungsgestaltung ist, um trotz aller traumainduzierten Beeinträchtigungen ihrer motivationalen, instrumentalen, emotionalen und beziehungsmäßigen Fähigkeiten Verbundenheit, Selbsterhalt, Affektregulierung und Selbstabgrenzung gegenüber anderen zu erreichen.

Misshandelte Kinder, so der Autor (a. a. O.), stützen sich auf primitive Bewältigungsstrategien und Abwehrmechanismen, um die entwicklungsmäßigen Herausforderungen in einer Zeit zu bewältigen, in der normal entwickelte Kinder derartige Abwehrmechanismen zugunsten besser angepasster Coping- und Beziehungsstrategien verlassen haben. Das Verhaftet-Sein an diese rigiden Bewältigungsstrategien führe zu einer zunehmenden Einengung der Möglichkeiten. Mit der Zeit entwickele sich dann das NSSV zu einem effektiven Werkzeug, um Verbundenheit, Selbstbehauptung und Selbstschutz zu erreichen und affektive Erfahrungen zu regulieren.

5.1.7 Störung der Impulskontrolle

Von einigen Autoren wird eine Störung der Impulskontrolle als wesentlicher Risikofaktor für das Auftreten selbstverletzenden Verhaltens diskutiert, auch wenn dieser Begriff ein Konstrukt beschreibt, das schwer zu operationalisieren ist. Sie beziehen sich dabei unter anderem auf eine Studie von Herpertz, Saß und Favazza (1997), in der vor allem weibliche Probanden mit selbstverletzendem Verhalten befragt worden waren. Walsh und Rosen (1988) beschrieben eine unkontrollierte Impulsivität der Eltern als wichtigen Risikofaktor. Resch (1998) berichtete ebenfalls von seiner Beobachtung, dass selbstverletzendes Verhalten häufig mit einer Störung der Impulskontrolle im Zusammenhang steht. Anzeichen für eine Impulskontrollstörung bei Kindern und Jugendlichen sieht er vor allem in aggressiven Ausbrüchen, Weglaufen und dem Übertreten von Regeln. Demgegenüber konnten Janis und Nock (2009) diesen Befund nicht bestätigen: Zwar berichteten in ihrer Studie die Personen mit selbstverletzendem Verhalten ebenfalls über eine höhere Impulsivität, in der Verhaltensbeobachtung jedoch waren keine messbaren Unterschiede hinsichtlich der Impulsivität zwischen der Gruppe der einschlägigen Probanden und der Kontrollgruppe zu erkennen.

Huband und Tantam (2004) entwickelten aufgrund ihrer Studie 2004 die Hypothese, dass es zwei unterschiedliche Wege bis zur Selbstverletzung gebe: In dem einen Fall resultiere dieses Verhalten aus einer ständig ansteigenden Spannung, bis die Schwelle erreicht und die Spannung nicht mehr auszuhalten sei. Sie nennen dies den »spring path«. Im zweiten Fall resultiere das selbstverletzende Verhalten daraus, dass der Impuls, sich selbst zu verletzen, eingeschaltet werde. Sie sprechen dann von dem »switch path«. Sie halten diese

Unterscheidung für therapeutisch wertvoll: Beim »spring path« sei die Vermittlung von Kontrollmöglichkeiten erfolgversprechend. Demgegenüber solle beim »switch path« der Erwerb von Strategien für das Management der Impulse im Vordergrund stehen.

5.1.8 Schlafprobleme

Lundh und Kolleginnen (2013) untersuchten einen möglichen Zusammenhang zwischen unzureichendem Schlaf und dem Auftreten von NSSV. In ihrer Untersuchung zeigte sich ein hoch signifikanter Zusammenhang von schlechtem und geringem Schlaf, allerdings nur bei Mädchen und nicht bei männlichen Jugendlichen. Von den weiblichen Jugendlichen, die angaben, selten oder nie gut zu schlafen, berichtete jede Vierte über wiederholtes selbstverletzendes Verhalten. Unzureichender Schlaf war auch ein Merkmal, mit dem sich das Auftreten von selbstverletzendem Verhalten ein Jahr nach der ersten Befragung voraussagen ließ. Die Autoren leiten daraus ab, dass die Behandlung von Schlafstörungen als wichtige präventive Maßnahme im Hinblick auf selbstverletzendes Verhalten angesehen werden könne.

In einer metaanalytischen Studie bestätigen Zhensong et al. (2020) den Zusammenhang zwischen einer schlechten Schlafqualität im Sinne einer subjektiven Zufriedenheit mit dem eigenen Schlaf und NSSV, wobei der zeitliche Umfang, die Tiefe, das Gefühl der Erholung beim Wachwerden und die Schläfrigkeit während des Tages in diese Bewertung eingingen. Die Schlafqualität zeigte sich als abhängig von einem moderaten körperlichen Training, das sich bei Schlafproblemen als gute Behandlungsoption erwiesen hat. Umgekehrt führt eine Verbesserung des Schlafs zu einer Steigerung der körperlichen Aktivität. Insgesamt zeigte sich eine negative Beziehung zwischen körperlichem Training und der Häufigkeit von NSSV. Da ein Zusammenhang zwischen körperlicher Inaktivität und Depression gut nachgewiesen ist, halten die Autoren es für möglich, dass das NSSV durch beide Faktoren beeinflusst wird.

Im Übrigen ist darauf hinzuweisen, dass Schlafstörungen unspezifische Symptome sind, die bei unterschiedlichen psychischen

Belastungen und psychischen Störungen auftreten und somit quasi als Mediator für das Auftreten von selbstverletzendem Verhalten wirken können.

5.1.9 Psychische Störungen als Risikofaktor

Persönlichkeitsstörungen

Selbstverletzendes Verhalten wird bei Personen mit einer Borderline-Diagnose deutlich häufiger gezeigt als bei anderen Diagnosen. Die meist weiblichen Jugendlichen schneiden und ritzen sich die Haut vor allem mit dem Ziel der Spannungsreduktion, aber auch, um dissoziative Zustände zu beenden. Sie zeigen häufig eine vergleichsweise hohe Aggressivität und mehr aggressiv-dissoziales Verhalten, leiden zudem vergleichsweise stark unter Angststörungen.

Substanzmissbrauch

Selbstverletzendes Verhalten geht häufig mit Substanzmissbrauch einher. Dies kann sicherlich in einigen Fällen als ein Versuch der Selbstbehandlung angesehen werden. Offensichtlich steigt aber das Risiko für die Durchführung selbstverletzenden Verhaltens unter dem Einfluss von Drogen deutlich an. Manche Autoren betrachten aber auch den Substanzmissbrauch als solchen bereits als eine Form selbstschädigenden Verhaltens.

Essstörungen

Jugendliche, die sich selbst verletzen, weisen oft auch Essstörungen auf (Nitkowski u. Petermann 2011). Der Zusammenhang ist bei Jugendlichen stärker als bei Erwachsenen. Eine mögliche Erklärung für das vergleichsweise häufige Auftreten von selbstverletzendem Verhalten bei Essstörungen wird darin gesehen, dass beide Störungen durch ähnliche Risikofaktoren ausgelöst werden. Das würde bedeuten: Es handelt sich dabei um zwei unterschiedliche Reaktionsweisen auf eine ähnliche Problematik.

Affektive Störungen

Depressionen sind ein vielfältig belegter Risikofaktor für NSSV. Jugendliche mit selbstverletzendem Verhalten zeigen oft ausgeprägt depressive Symptome. Das selbstverletzende Verhalten wird offensichtlich dazu eingesetzt, Traurigkeit und Niedergeschlagenheit zu bekämpfen und die eigene Stimmung zu heben. In diesem Sinne kann NSSV als eine Art Selbstmedikation bei einem depressiven Erleben aufgefasst werden, ähnlich dem Missbrauch von Alkohol und sonstigen Drogen.

5.2 Funktionen des nichtsuizidalen selbstverletzenden Verhaltens

Es lässt sich kein Profil beschreiben, das Jugendliche, die sich selbst verletzen, charakterisieren könnte. Vielmehr hat nichtsuizidales selbstverletzendes Verhalten - eigentlich wie jedes menschliche Verhalten - verschiedenartige Funktionen und oft auch verschiedene Funktionen gleichzeitig. Funktionen eines Verhaltens sind also niemals im Sinne eines Entweder-oder zu verstehen. Ihre Darstellung soll vielmehr den Blick schärfen für die unterschiedlichen Konstellationen, die im Einzelfall von Bedeutung sein können. Sie sind damit Anregungen für die Therapeutin, um geeignete Fragen zu formulieren. Sie dienen auch als Basis für systemische Hypothesen über die gute Absicht, den guten Grund und die bewusste oder nicht bewusste Botschaft des NSSV. Nicht zuletzt erleichtern systemische Hypothesen den Zugang zu Jugendlichen, die sich selbst verletzten, dadurch, dass sie diesem Verhalten einen wichtigen Sinn und eine subjektive Bedeutsamkeit unterstellen und damit der negativen Bewertung des eigenen Verhaltens seitens der Betroffenen eine andere Sichtweise entgegensetzen.

5.2.1 Entlastung von einem nicht aushaltbaren Erregungsniveau

Entlastung von einem nicht aushaltbaren Erregungsniveau gilt als die häufigste Funktion von selbstverletzendem Verhalten. Jugendliche beschreiben dies beispielsweise mit den Worten: »Um meine schlechten Gefühle zu beenden«, »Um mit der Verletzung, dem Ärger oder dem Schmerz in meinem Leben fertig zu werden« oder »Damit ich den inneren Schmerz nicht spüre«. Nach Nixon et al. (2002) dient Selbstverletzung dazu, negative Gefühle sichtbar zu machen, zu kontrollieren und zu regulieren, vor allem aber als Ventil für Trauer, Schmerz oder Anspannung: »Wie wenn innen ein Luftballon immer größer und größer wird und ich ihn mit einer Stecknadel anpiekse, bevor er von selbst platzt.« Insgesamt handele es sich um eine Bewältigungsstrategie bei unerträglichen Gefühlszuständen. 90 % der Jugendlichen fühlten sich nach einer selbstverletzenden Handlung erleichtert. Offensichtlich können diffuse negative Affekte und oft auch eine subjektiv empfundene innere Leere durch die selbstverletzende Handlung in eine sichtbare Form gebracht werden. Ärger, Angst, Lehre, Einsamkeit und Traurigkeit werden dadurch zumindest vorübergehend reduziert.

Das Bedürfnis, die Anspannung zu reduzieren, kann von Jugendlichen und jungen Erwachsenen zuweilen sehr drängend sein. In Erstgesprächen ist daher Vorsicht geboten. Nicht immer ist das Erregungsniveau der noch wenig vertrauten Klientin von der Untersucherin wahrnehmbar.

Im Anamnesegespräch in der kinder- und jugendpsychiatrischen Ambulanz berichtete Veronika von ihren schwierigen Erfahrungen in der Schule. Mobbingsituationen wurden ersichtlich, ohne dass sie diese vertiefte. Nach 20 Minuten bat sie, einmal auf die Toilette gehen zu dürfen. Dieser Toilettengang dauerte länger als erwartet. Als die Untersucherin daraufhin in der Toilette nach der Jugendlichen suchte und sie aufforderte, die Toilettentür zu öffnen, sah sie Veronika auf dem Toilettensitz, die sich soeben durch tiefe Schnitte verletzt hatte und diese nur notdürftig zu verbergen suchte. Eine sofortige Aufnahme in den stationären Bereich wurde empfohlen und von ihr angenommen.

In der Schulstudie von Hawton, Rodham und Evans (2008) gaben 65,9 % der Mädchen (56,1 % der Jungen) als Motive für eine absichtliche Selbstschädigung (Suizidversuche wurden mit einbezogen) an: »Um Erleichterung von einem schrecklichen seelischen Zustand zu finden.« Auch den folgenden Items wurde von den Jugendlichen häufig zugestimmt: »Weil ich mich extrem mies fühle«, »Weil ich schon depressiv war«, »Weil ich mich selbst und andere Leute einfach entsetzlich fand«, »aus Einsamkeit«, »aus Selbstmitleid«.

Offensichtlich wird durch das selbstverletzende Verhalten die Aufmerksamkeit von einem seelischen Schmerz auf einen körperlichen Schmerz umgeleitet. Zugleich scheint für manche Jugendliche die Wundversorgung die einzige Möglichkeit zu sein, sich selbst etwas Gutes zu tun.

Durch die Verletzung des Gewebes werden zudem körpereigene Opioide (Endorphine) ausgeschüttet. Dadurch kommt es zu einer internen positiven Verstärkung (Nock a. Prinstein 2004, 2005). Jugendliche beschreiben dies mit den Worten »um Ruhe und Entlastung zu erleben«, »damit ich mich besser fühle, selbst wenn es schmerzhaft ist«, »um überhaupt etwas zu fühlen«, aber auch »um mich selbst zu bestrafen« beispielsweise bei Versagen in der Schule. So kann das Fließen von Blut für einige Jugendliche auch einen »heilenden« Aspekt haben. Sie verbinden es mit der Vorstellung, mit dem Blut fließe das »Böse« oder »Schreckliche« aus dem Körper, ähnlich dem auch heute noch durchgeführten Schröpfen oder Aderlass bei alternativen Heilmethoden.

Glenn und Klonsky untersuchten 2010 das oft berichtete Phänomen, dass die Beobachtung des Fließens von Blut das selbstverletzende Verhalten verstärkt. Von den 64 zu diesem Thema von ihnen Befragten berichtete etwa die Hälfte, dass sie ca. fünf Minuten lang das Austreten des Blutes beobachten würden und dass diese Beobachtung zu einem Nachlassen des erlebten Druckes und zu einem Gefühl der Entspannung und der Ruhe führe. Der Wunsch, das Blut fließen zu sehen, ging einher mit einer hohen Frequenz von Hautschnitten und verstärkte die innerpsychische Funktion des selbstverletzenden Verhaltens im Sinne der Affektregulation oder der Selbstbestrafung. Diejenigen Personen, die den Wunsch hatten, das Austreten des Blutes zu beobachten, zeigten zudem häufiger Symptome einer Bulimia nervosa und einer Borderline-Persönlichkeitsstörung. Die Autoren folgerten, dass der Wunsch, das Blut fließen zu sehen, als ein Marker für einen relativ hohen Erkrankungsgrad und einen langfristigen Verlauf des NSSV angesehen werden könne und damit als ein Hinweis auf die Notwendigkeit eines energischen therapeutischen Vorgehens.

5.2.2 NSSV als Selbstfürsorge

NSSV wird häufig als eine besondere Form der Selbstfürsorge im Umgang mit Druckgefühlen, mit Spannung, mit nicht aushaltbaren Erregungszuständen und mit Stress betrachtet. Diese Art der Verletzung resultiert aus einer persönlichen Entscheidung und einer eigenständigen Handlung. Sie enthält zugleich die Intention der Reparation im Sinne von »Jetzt darf und muss ich mich um mich kümmern« oder »Jetzt will ich mich versorgen lassen«. Die Schnitte müssen desinfiziert, Salben aufgetragen, Verbände angelegt und gewechselt, eventuell Schmerzmittel eingenommen werden. Gleichzeitig kann das NSSV auch aus einer ebenfalls paradoxen Heilungsidee resultieren. Damit könnte dieses Verhalten mit dem sexuell misshandelter Frauen verglichen werden, die sich Genitalpiercings beibringen lassen und oft als Motivation angeben, sich selber heilen zu wollen durch den Versuch, den eigenen Körper wieder zurückzuerhalten und ihr Eigen zu nennen. Die Leitfrage der Therapeutin würde in diesem Fall lauten: »Welche anderen, passenderen Formen der Selbstfürsorge kommen in Frage?«

Beim NSSV handelt es sich nicht nur um ein kurzes, »einschneidendes« Ereignis mit der Folge einer Wunde, sondern um einen längerfristigen Prozess, der mit dem Aufbau einer unerträglichen emotionalen Erregung beginnt, dem Ergreifen eines geeigneten Werkzeugs sich fortsetzt und mit der Wundversorgung endet. Diese Abfolge des selbstverletzenden Verhaltens denken Therapeutinnen oft nicht mit. Das therapeutische Interesse sollte dem gesamten Prozess gelten, der mit dem »Davor« beginnt und nicht mit dem Beibringen der Wunde endet, sondern die Wundversorgung und die gegebenenfalls narbige Abheilung mit einschließt.

Aglaja Stirn stellt in ihrem Artikel »Körpermagie, Körpernarzissmus und der Wunsch, Zeichen zu setzen: Eine Psychologie von Tattoo und Piercing« (Stirn 2002, S. 227 ff.) die These auf, dass NSSV auch der Versuch sein kann, Körpergrenzen zu überwinden:

> »Blut ist aufs Engste mit den Praktiken der Körperveränderung verbunden und wird als heilige Substanz häufig in religiösen Zeremonien gebraucht. […] Es sind wohl gerade die Überschreitungen der

> definierten Körpergrenzen, die die magische Potenz ausmachen: Körperflüssigkeiten, die Körpergrenzen überschreiten, werden als Medien zwischen Individuum und Kosmos betrachtet. Der Akt des Blutvergießens ist wahrscheinlich generell das machtvollste Beispiel der Überwindung der Grenze zwischen internem und externem Körper.«

Das Blut, das bei NSSV fließt, wird so als »erlösende Flüssigkeit« gedeutet, »die den Menschen mit Gott, das Ego mit dem Selbst wiedervereint«. Auf diese Weise versucht die Klientin, wieder »sie selbst«, wieder »ganz« zu werden.

Im Übrigen kann man auch von Selbstfürsorge durch NSSV sprechen, da Selbstverletzung das wirksamste Mittel gegen Dissoziations- und Derealisationszustände überhaupt sein dürfte, wirksamer als alle bekannten Medikamente. In der Studie von Nixon et al. (2002) gaben 40,5 % der befragten Jugendlichen dieses Motiv als Grund für ihr selbstverletzendes Verhalten an. Offensichtlich führt die Selbstverletzung als starker physischer Reiz dazu, die Aufmerksamkeit auf den Körper und sein (wenn auch häufig reduziertes) Schmerzempfinden zu lenken. Dadurch werden Gefühle der Derealisation, der Leere und Taubheit beendet (Nock a. Prinstein 2004, 2005). Gleichzeitig ist in einem dissoziativen Zustand die Schmerzempfindung vermindert, was die Durchführung von selbstverletzendem Verhalten erleichtert.

5.2.3 Selbstbestrafung

In den Ergebnissen zahlreicher Studien taucht immer wieder Selbstbestrafung für (vermeintlich) begangene Verfehlungen und damit einhergehende Schuldgefühle als eine Funktion selbstverletzenden Verhaltens auf. In der schon mehrfach erwähnten Schulstudie von Hawton, Rodham und Evans (2008) gaben 41,5 % der Mädchen und 31,6 % der Jungen als Motiv für eine absichtliche Selbstschädigung an: »Um mich selbst zu bestrafen«. In diesen Fällen hat die Selbstverletzung dementsprechend einen ausgeprägt autoaggressiven Charakter.

Jugendliche und junge Erwachsene, die sexuelle Missbrauchserfahrungen machen mussten, geben sich häufig - oft für andere schwer nachvollziehbar - selbst Schuld an dem Geschehen. Dieses Schulderleben ist bei manchen sehr diffus; sie können (oder wollen) es selbst nicht recht erklären. Andere werfen sich vor, sich nicht oder zu wenig gewehrt oder auch Lustgefühle gehabt zu haben. Das Bedürfnis, sich für diese selbst erlebte Schuld bestrafen zu müssen, ist dann oft Ausgangspunkt für selbstverletzendes Verhalten (siehe dazu Abschnitt 9.9).

5.2.4 Suizidprophylaxe

Selbstverletzung kann auch als Ersatz- oder Kompromisslösung für suizidale Handlungen angesehen werden. Menninger (1938) vertrat die Ansicht, dass Selbstverletzungen eine Form der Selbsthilfe und der Selbstheilung seien, mit der ein Suizid verhindert werde. Die lokale Selbstzerstörung sei eine Form eines teilweisen Suizids, um einen kompletten Suizid zu vermeiden.

Favazza (2011) verweist auf Simpson (1976), der in ähnlicher Weise erklärte, Selbstverletzung sei ein Akt von Antisuizid. Denn sich selbst zu schneiden sei ein zuverlässiger und schnell wirksamer Weg, um aus einem präsuizidalen Zustand zum Leben zurückzukommen. Selbstverletzendes Verhalten diene des Weiteren möglicherweise als Ersatz für suizidales Verhalten. Durch diese Annahme könnte das gemeinsame Auftreten beider Störungsbilder bei manchen Betroffenen erklärt werden.

Es erhebt sich die Frage, ob die leitende Fiktion hinter Selbstverletzungen die »Hoffnung auf Rettung« ist, die mithilfe der Selbstverletzung herbeizurufen versucht wird. Sich selbst Verletzende wollen sich nicht suizidieren, sie wollen leben, können aber ihr Leid nicht ertragen und greifen zur einzigen Maßnahme, die ihnen, so glauben sie, hilft: die Selbstverletzung. Die Fiktion der Rettung ist hier wie bei anderen Fällen von Fiktionen einfach unerreichbar, aber als Gerüst der Hoffnung zu verstehen. Potenzielle Selbstmörder sehen keinen Ausweg mehr, Selbstverletzende jedoch sehen in der autoaggressiven Handlung einen Weg aus ihrem Leid.

Sachsse erklärt seine Schlussfolgerung, dass Selbstverletzung eine Suizidprophylaxe ist, aus folgendem Phänomen: »Fast alle Patienten unterscheiden übrigens zwischen einem präsuizidalen Zustand und einem Zustand vor SVV[8]« (Sachsse 1995, S. 52).

Handlungen, die den Körper verletzen, sind unter anderem auch Maßnahmen, die der Mensch ergreift, wenn er keinen anderen Ausweg aus seinem belastenden Minderwertigkeitserleben findet. Dieser Versuch einer Kompensation durch die Selbstverletzung ist daher ein Rettungsversuch, den der Patient unfreiwillig wählt, in der Fiktion, dadurch seinem Elend entfliehen zu können. Selbiges gilt für Körperverschönerungen wie Tätowierungen und Piercings, aber auch für religiöse Selbstverletzungen, sofern sie aufgrund seelischer Belastung als Kompensation verwendet werden. Selbstverletzendes Verhalten wird aber zumeist nicht als sinnhaft in einer Gemeinschaft verstanden. Diese Kompensationsversuche sind keine nachhaltige Lösung von Minderwertigkeitsgefühlen, sondern Ausdruck einer misslingenden Kompensation, die die negativen Gefühle eher steigert mit der Folge eines Circulus vitiosus von Minderwertigkeitserleben, Scham und (Auto-)Aggression einerseits und NSSV andererseits.

5.2.5 Wahrung der interpersonellen Grenzen und Stärkung des Kontrollerlebens

Selbstverletzung kann bei Jugendlichen und jungen Erwachsenen als ein Versuch angesehen werden, sich gegenüber den Bezugspersonen, häufig gegenüber der Mutter, abzugrenzen. Sie steht in solchen Fällen für ein verzweifeltes Streben nach eigener Identität und Autonomie. Eng verbunden ist damit die Selbstverletzung als Ausdruck von Selbstwirksamkeit und das Bemühen um ein Kontrollerleben: Der eigene Körper wird als das Einzige erlebt, über das noch das Empfinden von Kontrolle hergestellt werden kann. Die Entscheidung, sich selbst zu verletzen, ist die eigene Entscheidung (»Ich handle, also bin ich!«).

8 »SSV« war die damals gebräuchliche Abkürzung für »NSSV«.

Das kann insbesondere dann von Bedeutung sein, wenn eine Jugendliche oder junge Erwachsene sich aufgrund früherer Traumata, einer hartnäckigen Problemtrance oder beispielsweise im Rahmen eines weder von den Eltern noch von der Jugendlichen oder jungen Erwachsenen bewältigten Ablösungsprozesses als ohnmächtig und handlungsunfähig erlebt. Das NSSV vermittelt dann zumindest für kurze Zeit das Erleben eines entscheidungs- und handlungsfähigen Ichs.

Diese Sicht bestätigen Klonsky und Muehlenkamp (2007) (nach Walrath 2017), wenn sie berichten, dass selbstverletzendes Verhalten nach ihrer Erfahrung in manchen Fällen benutzt werde, um die Grenzen des Selbst zu bestimmen. Die Haut, die mit den Selbstverletzungen markiert werde, grenze die einzelne Person von der Umgebung und von anderen Personen ab. Diese Aktivität scheine dabei zu helfen, sich unabhängig, autonom und abgegrenzt von anderen zu fühlen. Von einigen Jugendlichen würde beschrieben: »Ich habe Kontrolle, und niemand anders kann mich kontrollieren.« Diese Gefühle seien aber nur kurzfristig wirksam. Denn viele Jugendliche würden nach einer Selbstverletzungsepisode durch Gefühle von Kontrollverlust, von Scham, von Entfremdung und Hoffnungslosigkeit dominiert werden.

5.2.6 NSSV als eine nonverbale Botschaft

Nichtsuizidales selbstverletzendes Verhalten stellt in fast allen seinen Erscheinungsformen eine dramatische Abweichung von sozial akzeptierten Verhaltensweisen dar. Beobachter können sich dem kaum entziehen und reagieren zumeist mit heftigen Gefühlen wie Entsetzen, Empörung, Abscheu, Ekel, nicht selten auch mit Vorwürfen und scharfer Kritik, hinter denen sich oft große Ratlosigkeit verbirgt. Das selbstverletzende Verhalten enthält per se eine starke Botschaft, unabhängig davon, ob diese bewusst oder nicht bewusst intendiert ist. Selbst wenn Jugendliche anfangs zuweilen das selbstverletzende Verhalten durch entsprechende Kleidung und den Rückzug von anderen zu verbergen suchen, wird in den meisten Fällen eben dieses Verhalten als Botschaft wahrgenommen.

Es gilt die alte Regel, dass man prinzipiell nicht *nicht* kommunizieren kann, weil selbst das Nicht-Reagieren auf eine Botschaft wiederum eine Botschaft ist. Und das selbstverletzende Verhalten kann verstanden werden als ein auf der vorsprachlichen Ebene angesiedelter Akt der Symbolisierung. Damit ist es als Aufgabe der Therapeutin anzusehen, die Aktionssprache der Selbstverletzung möglichst gut zu verstehen und sie in zwischenmenschliche Wortsprache zu übersetzen. Gemeinsam mit dem Jugendlichen oder jungen Erwachsenen kann sie dann klären, inwieweit sie die unterschiedlichen Facetten dieser Aktionssprache verstanden hat, und darauf aufbauend mit ihm gemeinsam neue Ausdrucksformen erarbeiten.

Petermann und Nitkowski (2015) demgegenüber schreiben der Funktion selbstverletzenden Verhaltens als eine Botschaft eine untergeordnete Bedeutung zu. Sie begründen dies damit, dass das selbstverletzende Verhalten angeblich häufig mit großer Sorgfalt verheimlicht werde. Sie beziehen sich dabei allerdings lediglich auf eine Befragung von stationär untergebrachten Jugendlichen durch Nixon et al. (2002), in der von 41 befragten Jugendlichen 85,2 % berichteten, dass sie das Verhalten nur allein durchgeführt hätten. 19 % von ihnen habe sich noch keinem einzigen Menschen anvertraut (das heißt: 81 % hatten das getan), und 80,7 % hatten schon einmal erfundene Geschichten erzählt, um die Herkunft ihrer Verletzung zu erklären.

Die Ergebnisse dieser Befragung besagen also nur, dass viele Jugendliche und junge Erwachsene im Hinblick auf den Versuch der Kommunikation durch ihr selbstverletzendes Verhalten sehr ambivalent sind. Diese Feststellung ist aber nicht verwunderlich. Denn wenn ihnen gute kommunikative Fähigkeiten zur Verfügung stehen würden oder wenn ihre Signale von den Personen ihrer Umwelt gut wahrgenommen würden, hätten sie wahrscheinlich ein selbstverletzendes Verhalten gar nicht einsetzen müssen. Hypothetisch kann man unterstellen, dass viele Jugendliche und junge Erwachsene, die sich selbst verletzen und ihre Wunden verbergen, in ihrer Umwelt keine Person erkennen, zu der sie ein hinreichendes Vertrauen haben und der sie ihr Verhalten gerne offenbaren würden. Zudem besagt die Funktion des selbstverletzenden Verhaltens als eine Botschaft nicht, dass diesem Handeln eine bewusste Kommunikationsabsicht zugrunde liegt. Allerdings ist es – zumindest wenn man eine Parallele zu suizidalem Verhalten herstellt – sehr unwahrscheinlich, dass Jugendliche, die sich selbst verletzen, sich nicht mit den möglichen Reaktionen der Personen ihrer Umwelt beim Bekanntwerden ihres selbstverletzenden Verhaltens auseinandersetzen und dass diese Gedanken nicht eine wesentliche motivationale Funktion haben. Das wären dann Kognitionen der Art: »Meine Mutter wird einen irren Schock kriegen, wenn sie bemerkt, dass ich mich schon seit längerem verletze und sie nichts gemerkt hat« oder »Ist mein Vater doch selber schuld, wenn ich mich verletze«.

Ein differenzierteres Bild zeigt sich in einer Schulstudie von Hawton, Rodham und Evans (2008) mit 6.020 Schülern aus der Zeit 2000/2001: 20 % der Jugendlichen, bei denen die letzte Selbstschädigungsepisode (Suizidversuche wurden mit einbezogen) noch nicht lange zurückgelegen hatte, berichteten, dass niemand davon gewusst habe, und 40 % der Jugendlichen, die an Selbstschädigung gedacht (!) hatten, hatten mit niemandem gesprochen oder versucht, von irgendjemanden Hilfe zu bekommen. Die Autoren weisen darauf hin, dass es unklar geblieben sei, ob ein Mangel an sozialer Unterstützung zu den selbstverletzenden respektive suizidalen Phänomenen geführt habe oder ob umgekehrt gerade Jugendliche mit Problemen dazu neigen würden, sich von der Unterstützung, die ihnen ihr soziales Netzwerk geben könnte, fernzuhalten.

Im Übrigen gaben die Schüler als Motive für eine absichtliche Selbstschädigung an:

- um zu zeigen, wie verzweifelt ich mich fühlte: 35,8 % der Mädchen (29 % der Jungen)
- um herauszufinden, ob mich jemand wirklich liebt: 28,1 % (18,4)
- um Aufmerksamkeit zu bekommen: 20,4 % (14,3 %)
- um jemandem Angst zu machen: 17,1 % (18,4 %)
- um mich an jemandem zu rächen: 11,4 % (12,2 %).

Walrath (2017) sieht NSSV als ein dramatisches Mittel, um eine Wirkung zu erzielen, um zu kontrollieren und um Hilfe von anderen zu erbitten. Er berichtet über drei typische Erklärungen von jugendlichen Betroffenen für ihr NSSV:

- Es handele sich um einen »Versuch, wahrgenommen zu werden«
- es diene dazu, »anderen zu zeigen, wie ich mich fühle« oder
- »um zu der Gruppe zu gehören«.

Aus mehreren Studien wird zudem die Aussage von Jugendlichen berichtet: »Nur wenn ich mich selbst verletze, kann ich ausdrücken, wie schlecht es mir wirklich geht.« In ähnlicher Weise schildern Muehlenkamp et al. (2013) als Grund sowohl für den Beginn als auch für die Aufrechterhaltung des NSSV den Wunsch, eine andere Person möge ihre Verzweiflung wahrnehmen. Als weitere Gründe seien der Wunsch nach Zugehörigkeit zu anderen oder der Wunsch genannt worden, andere zu schockieren oder zu verletzen.

Die nonverbale Funktion des selbstverletzenden Verhaltens als eine Botschaft wird von den Autoren (a. a. O.) als Hinweis auf Defizite in der Fähigkeit zu sozialer Kontaktgestaltung und zur Lösung sozialer Probleme gewertet, worauf bereits Claes et al. (2010) und Nock und Mendes (2008) aufgrund ihrer Untersuchungen verwiesen haben. Möglicherweise würden diese Defizite in der sozialen Kontaktgestaltung und eine eingeschränkte Fähigkeit, bedeutsame soziale Beziehungen aufrechtzuerhalten, bedingen, dass das starke Mittel der Selbstverletzung als ein letzter Kommunikationsversuch eingesetzt werde. Allerdings muss davor gewarnt werden, lediglich eine Seite der Kommunikationsproblematik in Betracht zu ziehen. Ebenso gut kann aufseiten der Empfängerinnen ein »Defizit«, eine unzureichende Fähigkeit oder Bereitschaft angenommen werden, Kommunikationsangebote und -wünsche zu hören und zu verstehen sowie angemessen darauf zu reagieren.

5.2.7 NSSV als »cry for change«

In ihrer Untersuchung über interpersonale Faktoren von NSSV schildern die Autorinnen (Muehlenkamp et al. 2013, S. 76), dass Betroffene über eine geringe soziale Unterstützung und wenig Personen berichtet hätten, von denen sie hätten Rat einholen können.

Am häufigsten sei als Motivation für wiederholtes NSSV die Hoffnung genannt worden, andere würden ihre Verzweiflung wahrnehmen. Sie schließen sich Nock (2008) an, der in seinem Aufsatz mit dem Titel »Handlungen sprechen lauter als Worte« das NSSV im Sinne eines »cry for help« als Kommunikation ihres emotionalen Leidens und zugleich als ein Versuch verstanden hat, interpersonale Unterstützung zu bekommen. Vieles allerdings spricht dafür, den Inhalt der mit dem NSSV gesendeten Botschaft nicht so sehr als »cry for help«, sondern als »cry for change« zu verstehen (siehe Rotthaus 2017, S. 144 ff.). Für die je aktuelle Lösung der unerträglichen inneren Spannungen verfügt die Betroffene über eine Lösung, nämlich dass NSSV. Für das Nicht-mehr-Auftreten dieser unerträglichen Spannungen aber müssen Änderungen in der Umwelt der Betroffenen erfolgen.

5.2.8 NSSV als Problemlösungsversuch

Aus einer systemtherapeutischen Sicht erscheint es sinnvoll und nützlich, das NSSV nicht primär als Problem, sondern als Problemlösungsversuch anzusehen. Nach Schleiffer (1998) kann dann sekundär die Frage nach dem Problem gestellt werden, das mit Hilfe des solchermaßen bestimmten Problemlöseverhaltens gelöst werden soll. Unabhängig davon, ob intendiert oder nicht, hat jedes NSSV eine auf Kommunikation ausgerichtete Funktion. Jedes NSSV steht in einem provokanten Kontrast zum gesellschaftlichen Idealbild des fitten, unverletzten, gesunden jugendlichen Körpers - ein Kontrast, der Reaktionen der Empörung, des Abscheus und des Ekels provoziert. Allerdings wird diese Botschaft nicht verbalisiert, sondern durch eine Handlung gegen den eigenen Körper zum Ausdruck gebracht. Auf diese Weise kann die kommunikative Handlung von dem Kommunikationspartner nicht abgelehnt werden, da es kaum denkbar erscheint, dass sie in einem Menschen keine Reaktion auslöst. Versucht der Kommunikationspartner aber, an die Kommunikation anzuschließen und ein Gespräch zu beginnen, trägt er und nicht der Jugendliche das Risiko für das Gelingen oder Misslingen der folgenden Kommunikation. Aus diesem Grund schreibt Schleiffer (a. a. O.) dem NSSV die Funktion zu, die kommunikative Adressierung sicherzustellen bei gleichzeitig hoher Kontrolle der Themenwahl. Das führe dazu, dass der Betroffene ausreichend oft als Person adressiert werde, was ihm einen guten Selbstwert vermittle.

Darüber hinaus stärke das NSSV das psychische System des Jugendlichen, weil er sich mit diesem Verhalten eindeutig als Ursache von Wirkung erlebe, die an seinem eigenen Körper sichtbar werde. Diesen Mechanismus könne er erfolgssicher einsetzen, da er über seinen Körper selbstständig verfüge. Ontogenetisch symbolisierten das Körpergefühl und die Beschäftigung mit dem eigenen Körper die Abgegrenztheit und damit die Autonomie des psychischen Systems. Der Titel »Blut tut gut« einer Arbeit von Sachsse (1989) zur Psychodynamik selbstverletzenden Verhaltens bringe diese Funktion anschaulich zum Ausdruck.

NSSV werde oft durch Situationen ausgelöst, in denen es irgendwie nicht weitergeht. Deshalb würden die Jugendlichen von Gefühlen der Lieblosigkeit, der Leere und der Hoffnungslosigkeit berichten. Das selbstverletzende Verhalten schaffe dann ein hohes Maß an Unabhängigkeit von anderen, zumal sich der selbstverletzende Jugendliche oder junge Erwachsene zugleich als Täter und Opfer inszeniere.

Die dominierende Funktion des selbstschädigenden Verhaltens könne damit als Versuch der Selbstwertstabilisierung bzw. Selbstwertrehabilitation angesehen werden von Menschen, die nicht über ein ausreichend stabiles Selbstwertkonzept verfügen. Angesichts der offenkundig gravierenden Nachteile, die das selbstschädigende Verhalten mit sich bringe – der Verunstaltung des eigenen Körpers, des sich zumindest im Nachhinein bemerkbar machenden Schmerzes und der anschließend aufkommenden Scham – könne davon ausgegangen werden, dass das zugrunde liegende Problem von beträchtlichem Ausmaß ist. Offenbar hätten diese Menschen nicht genügend Vertrauen in die Antwortbereitschaft ihrer Umgebung. Der Kontakt zur Mitwelt sei verloren gegangen. Sie hätten das Erleben eines Stillstands, ein Gefühl, es gehe nichts mehr weiter. Es fehle ihnen offensichtlich das Konzept einer hilfreichen Bindungsperson, der sie ihre Kontaktwünsche und Hilfsbedürfnisse anvertrauen können.

5.2.9 NSSV als Ritual

Zuweilen dient selbstverletzendes Verhalten in Jugendgruppen, die ein hohes Bedürfnis nach Autonomie und einem Sich-Abgrenzen von der Erwachsenenwelt haben, als ritualisiertes Zeichen der Zugehörigkeit. Diese Funktion scheint ein Faktor zu sein für die hohe Ansteckungsgefahr, die von NSSV nicht nur in Heimen und Kliniken, sondern auch in offenen Gruppierungen ausgeht (siehe auch Abschnitt 5.1.4).

Ein ähnliches Verhalten ist von den Germanen überliefert: das Schließen einer Blutsbrüderschaft durch eine zeremonielle Vermischung von Blutstropfen zweier Männer. Die Blutsbrüder verpflichteten sich, einander immer und überall bedingungslos beizustehen. In diesem Ritus kommt wiederum die besondere Bedeutung von (fließendem) Blut zum Ausdruck, was sich ebenfalls in der Redewendung »Blut ist dicker als Wasser« widerspiegelt.

Für die Therapeutin ist dieser Aspekt insofern wichtig, als der rituelle Charakter einer Selbstverletzung ein Hinweis darauf sein kann, dass bei ihrer Klientin möglicherweise die Sehnsucht nach Zugehörigkeit das primäre Motiv ist, sodass es sich lohnt, diesen Aspekt durch entsprechende Fragen näher zu erforschen.

5.3 Aufrechterhaltung des selbstverletzenden Verhaltens

Studien zeigen, so Petermann und Nitkowski (2015, S. 131), dass selbstverletzendes Verhalten anfänglich nicht mit dem Ziel verbunden sein muss, Spannung zu lindern oder negative Emotionen zu reduzieren. Beim ersten Mal könne das NSSV auch ganz zufällig geschehen, beispielsweise beim Hantieren mit einem Messer in der Küche oder bei Reparaturarbeiten. Auch kann die Beobachtung selbstverletzenden Verhaltens bei einer Freundin oder sonstigen Gleichaltrigen ein experimentelles Handeln gleicher Art anregen. Aber selbst wenn ein spezieller Effekt des selbstverletzenden Verhaltens gar nicht beabsichtigt ist, führt es doch häufig zu einem Gefühl der Erleichterung und Spannungslinderung. Das heißt: Ein gutes Gefühl stellt sich ein. Eine absichtliche Wiederholung des gleichen Geschehens in Fällen erhöhter Anspannung liegt nahe.

Wenn ein Jugendlicher das selbstverletzende Verhalten aber erst einmal als eine Möglichkeit zur Emotionsregulation und Problembewältigung entdeckt hat, kann dieses Verhalten relativ schnell zu einer festen Gewohnheit werden. Die angenehm erlebten Effekte, vor allem die Reduktion von Anspannung und negativen Gefühlen, wirken als Verstärker. Durch die Freisetzung körpereigener Endorphine entsteht eine euphorische Stimmung. Auch die Aufmerksamkeit, die dem Jugendlichen von besorgten Bezugspersonen entgegengebracht wird, kann zur Aufrechterhaltung beitragen. In der Folge entsteht ein Teufelskreis: Die angenehmen Effekte verlieren sich leider schon nach kurzer Zeit. An ihre Stelle treten negative Gefühle wie Scham, Schuld und Versagen, Narben, negative Reaktionen der Umwelt und die Realisierung der Tatsache, dass das selbstverletzende Verhalten die Probleme nur kurz aus dem Bewusstsein verdrängt, aber nicht bewältigt. Auf diese Weise entstehen wieder ein Verlangen nach den angenehmen Wirkungen des selbstverletzenden Verhaltens und der Wunsch, die negativen Emotionen erneut loszuwerden. So kommt es dazu, dass viele Jugendliche das selbstverletzende Verhalten oft mehrmals in der Woche, teilweise täglich durchführen und es für sie immer schwieriger wird, aus diesem Teufelskreis herauszutreten. Zuweilen entwickelt sich ein eingespieltes Ritual mit einem »Wiederholungszwang« ohne vorangegangene tagesaktuelle Auslöser nach dem Motto: »Jeden Abend ziehe ich mich zurück und beginne, mich selbst zu verletzen.«

Über die Zeit kann selbstverletzendes Verhalten einen Suchtcharakter dadurch erlangen, dass die Furcht vor der Verletzung sinkt und die Belohnungsfunktion in Bezug auf die Affektregulation steigt. Daraus leiten einzelne Autoren die Hypothese eines Opioid-Defizits ab, was wiederum das Fehlen von Schmerz erklären würde. Andere Autoren beschreiben, dass viele Jugendliche und junge Erwachsene mit der Zeit ein Bedürfnis zeigen, tiefer zu schneiden und unterschiedliche Methoden zu nutzen, wodurch sie ebenfalls die Annahme eines Suchtcharakters bestätigt sehen.

5.4 Neurobiologische Erklärungen

Das Gehirn eines Jugendlichen und jungen Erwachsenen unterscheidet sich von dem eines Erwachsenen wesentlich. Bei Erwachsenen kontrollieren die präfrontalen Hirnregionen die Aktivität des limbischen Systems. Bei Jugendlichen und jungen Erwachsenen bis zur Mitte der zwanziger Jahre befinden sich diese Hirnregionen jedoch noch in einem Entwicklungsprozess. Dadurch kommt es zu einer Diskrepanz zwischen dem Reifungsstand der entwicklungsgeschichtlich älteren limbischen Hirnstrukturen und dem der präfrontalen Hirnregionen. Die limbischen Hirnregionen – zuständig für die Motorik, das Belohnungssystem sowie die Sinneswahrnehmungen und das Gefühlserleben – dominieren das Verhalten, während die präfrontalen Hirnregionen – zuständig für die sprachliche Ausdrucksfähigkeit, das Abstraktionsvermögen, die Fähigkeit abzuwägen und zu planen, für spezifische Aufmerksamkeits- und Gedächtnisfunktionen sowie die Möglichkeit, kurzfristige Wunscherfüllungen zugunsten längerfristiger Ziele zurückzustellen – ihre Aufgabe erst in eingeschränktem Maße übernehmen können (Casey, Jones a. Hare 2008; Manwani a. Gupta 2020) (siehe Abb. 2).

Dieses Ungleichgewicht in der adoleszenten Hirnentwicklung wird als Hintergrund für den adoleszenztypischen emotionalen Reaktionsstil betrachtet: die hohe Emotionalität und Impulsivität, die Neigung zu risikoreichen Entscheidungen (sensation seeking), die in diesem Alter rasant wechselnden Wertorientierungen und die Radikalität, mit der über mehr oder weniger kurze Zeiträume Ideen verfolgt werden, und die Bevorzugung unmittelbarer, statt langfristiger Verhaltensziele.

Nach Erfahrung des Autors dient dieser Befund als eine plausible Erklärung für die Neigung vieler Jugendlicher und junger Erwachsener zu heftigen Gefühlsreaktionen. Man kann damit im Hinblick auf dieses Entwicklungsalter von einer Disposition zu starken Erregungzuständen und heftigen Affektreaktionen sprechen, wie sie dann in unerträglichen Extremfällen quantitativer und qualitativer Art als Grundlage für ein selbstverletzendes Verhalten dienen. Auch der Häufigkeitsverlauf des selbstverletzenden

Verhaltens (siehe Abschnitt 2.5.2) korreliert mit dem dargestellten neurobiologischen Entwicklungsverlauf insofern, als dieses Symptom seinen Häufigkeitsgipfel um das 15. Lebensjahr erreicht und die Auftretenswahrscheinlichkeit ab dem 18. Lebensjahr zunehmend rückläufig ist.

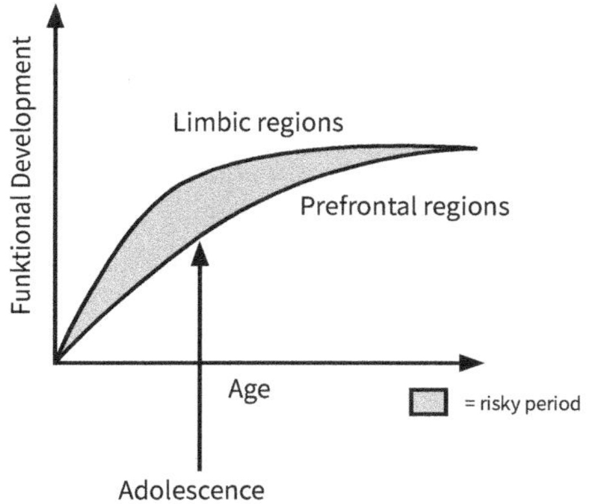

Abb. 2: Eine unterschiedliche Reifungsgeschwindigkeit der limbischen Regionen und der präfrontalen Hirnareale führt zu einer Imbalance während der Adoleszenz (Casey et al. 2008).

In der Beratung und Therapie von Betroffenen und ihren Angehörigen kann dieser Befund nützlich sein. Zum einen lässt sich mit Hinweis auf diese neurobiologische Besonderheit bei allen Beteiligten mehr Verständnis für das Auftreten des NSSV mit den vorausgehenden hohen emotionalen Belastungsreaktionen wecken; es lässt sich den meist heftigen affektiven Reaktionen der nahen Bezugspersonen, wie Wut, Vorwürfen und Ängsten, aber auch Scham und Selbstvorwürfen entgegenwirken, um damit die Chance auf ein besonneneres Reagieren zu erhöhen; und schließlich stärkt der Befund auch die Zuversicht, dass im weiteren Entwicklungsprozess Verhaltensverbesserungen zu erwarten sind.

Schmahl (2009) setzt sich speziell mit der Biologie selbstverletzenden Verhaltens beim Menschen auseinander, kommt aber zu dem Ergebnis, dass die Datenlage als äußerst dünn betrachtet werden muss. Nach den vorliegenden Befunden könne sich NSSV auf der Basis genetischer Prädisposition, die wahrscheinlich eng mit einer Störung der Emotionsregulation sowie erhöhter Impulsivität gekoppelt sei, bei gleichzeitig vorliegenden ungünstigen Umweltfaktoren als dysfunktionales Emotionsregulationsmuster entwickeln.

Personen, die sich selbst verletzen, berichten häufig über eine reduzierte Schmerzsensitivität und eine Normalisierung der Schmerzwahrnehmung 15 bis 30 Minuten nach der Selbstverletzung. Die Schmerzverarbeitung bezeichnet Schmahl (2009) im Bereich der Forschung zu NSSV als das derzeit am besten untersuchte biologische Phänomen. Es ist jedoch unklar, ob NSSV als Folge einer (angeborenen) Störung der Schmerzverarbeitung betrachtet werden kann oder ob sich umgekehrt aufgrund von NSSV die Schmerzverarbeitung beispielsweise durch Überstimulation des endogenen Opiod-Systems ändert.

Schmahl und Stiglmayr (2020) berichten im Übrigen als aktuellen Forschungsstand den Befund, dass eine reduzierte Schmerzempfindung mit einer Veränderung von Hirnaktivierung (reduzierte Amygdala-Aktivität), Veränderungen im endogenen Opioid-System und im Hypothalamus-Hypophysen-Nebennierenrinden-System verbunden sei. Im Bereich der experimentellen Psychopathologie habe sich gezeigt, dass experimentelle Schmerzreize bei Personen mit NSSV zu einer Normalisierung von gestörten Hirnfunktionen (beispielsweise einer Reduktion erhöhter Amygdala-Aktivität) führen. Dieser Pathomechanismus könne möglicherweise die Aufrechterhaltung von NSSV erklären.

6 Generelle Empfehlungen für den Umgang mit selbstverletzendem Verhalten

Die nachfolgenden Empfehlungen und Anregungen richten sich an alle Personen, die mit nichtsuizidalem selbstverletzenden Verhalten befasst sind. Es sind zum einen Wünsche von Menschen, die sich selbst verletzen, an die Personen, die ihnen begegnen (Abschnitt 6.1) und im Weiteren einige grundlegende Verhaltensempfehlungen an Eltern, Betreuerinnen, Ärztinnen, Psychologinnen, Sozialarbeiterinnen und Lehrerinnen, die mit einem NSSV konfrontiert werden (Abschnitt 6.2). Es folgen Hinweise auf die Art und Weise der Versorgung von Wunden durch die Betroffenen selbst oder durch Angehörige und Betreuerinnen oder gegebenenfalls Medizinerinnen, wenn eine chirurgische Wundversorgung notwendig wird (Abschnitt 6.3). In Abschnitt 6.4 wird auf die Chancen verwiesen, während der Wundversorgung eine Inanspruchnahme von (psychotherapeutischen) Hilfen anzuregen. Dem kommt eine besondere Bedeutung zu angesichts der Zurückhaltung der Betroffenen, Fachleute zu konsultieren. Manche sind der Überzeugung, mit dem NSSV eine Lösung für ihre Problematik gefunden zu haben, viele andere aber fürchten sich davor, mit ihrem Verhalten auf Unverständnis und Kritik zu stoßen. Sie berichten von belastenden und kränkenden Erfahrungen gerade bei der medizinischen und psychologisch-psychiatrischen Versorgung. Aus diesem Grunde wurde in den USA eine »Bill of Rights« erarbeitet, die in Abschnitt 6.5 referiert wird. Schließlich folgt in Abschnitt 6.6 eine Darstellung von Ersatzhandlungen für selbstverletzendes Verhalten und Hinweise auf die Möglichkeit einer rechtzeitigen Unterbrechung des Erregungsaufbaus. Angesprochen sind die Betroffenen selbst und die Personen aus ihrem Umfeld.

6.1 »Forderungskatalog« von Menschen, die sich selbst verletzen

Schmeißer (2000, S. 109 ff.) hat die folgenden Wünsche und Anregungen von Menschen, die sich selbst verletzen, zusammengestellt:

- Lehn uns nicht ab, wir brauchen wirklich deine Unterstützung und die Akzeptanz unserer Selbstverletzung.
- Sei bereit, deine Meinungen und überkommenen Vorstellungen zu revidieren, und ändere deine Schwerpunkte in Diagnose und Behandlung:
  - Höre zu.
  - Versuche, mehr über das eigene Wissen der Person über ihr NSSV herauszufinden.
  - Handle nach diesen Informationen.
  - Nimm uns ernst.
- Sei bereit, von deinen Klienten zu lernen.
- Erkenn unser Leiden an, auch wenn du es nicht verstehst.
- Es ist in Ordnung, uns zu sagen, dass du unser Verhalten nicht verstehst und du dich frustriert oder hilflos fühlst. Wir empfehlen dir, offen mit diesen Gefühlen zu sein. Wir werden merken, wenn du dich verstellst.
- Einfacher menschlicher Beistand wird unterschätzt. Dabei braucht er wenig Zeit und Aufwand. Eine tröstende Berührung kann wohltuend sein und helfen, körperliche Anspannung zu lindern, zumal für die meisten von uns Körperkontakt immer als negativ oder schmerzvoll erlebt wurde.
- Zwing niemanden zu sprechen. Bemerkungen wie: »Wenn du nicht mit uns redest, können wir dir auch nicht helfen« veranlassen niemanden, sein Schweigen zu brechen. Wir brauchen das Gefühl, dass unsere Not ernst genommen wird.
- Diskutier nicht über unserer Realität, erkenne sie an.
- Verurteilungen, Ärger oder einfache, stereotype Ratschläge und Lösungen werden niemanden davon abhalten, sich zu verletzen.
- Vermeide es, sich nur in standardisierten medizinischen Untersuchungsfragen zu ergehen. Frage uns nach unserem Tag und bezieh uns in eine Unterhaltung ein, die nicht nur auf Verletzungen bezogen ist.
- Stell keine Ultimaten.
- Konzentrier dich nicht darauf, wie oft wir uns verletzen, sondern feiere jedes Mal, wenn es vermieden werden konnte.

- Biete gelegentlich Fluchtorte an.
- Finde unsere individuellen Bedürfnisse zu einem Zeitpunkt innerer Stabilität heraus. Es ist schwer, Bedürfnisse während einer Krise zu äußern.
- Die Verweigerung von psychiatrischer oder psychotherapeutischer Behandlung bedeutet nicht zwangsläufig, dass wir nicht mit dem NSSV aufhören wollen. Finde heraus, welches Angebot lokale Selbsthilfe- oder Frauenorganisationen haben.
- Gib nicht auf. Menschen überleben Selbstverletzung auch noch nach vielen Jahren.

6.2 Verhalten von Personen des Umfelds bei akuten Selbstverletzungen

- Empathie und Ruhe zeigen
- der Person gegenüber Akzeptanz zeigen, ohne dass konkrete Verhalten zu akzeptieren
- die eigene Sorge verdeutlichen
- individuelle Gründe für das NSSV versuchen nachzuvollziehen
- Worte des Jugendlichen für das NSSV verwenden
- Bereitschaft zum Zuhören vermitteln
- Wundversorgung ohne Hektik und mit Sorgfalt durchführen
- Eltern informieren
- Wunden und Narben sollen nicht offen gezeigt werden, um eine dramatisierende Reaktion anderer zu vermeiden.

6.3 Wundreinigung und -versorgung

Bei nicht allzu großen oder tiefen Wunden besteht die Wundversorgung in der Regel in einer gründlichen Reinigung, der Desinfektion und dem Verbinden der Wunde. Es ist sinnvoll, die Jugendlichen oder jungen Erwachsenen dazu anzuhalten, diese Maßnahmen im Sinne einer Selbstfürsorge eigenständig durchzuführen. Zudem ist zu klären, ob ein Impfschutz gegen Tetanus besteht. Gegebenenfalls ist eine Nachimpfung durchzuführen.

Handelt es sich um tiefere Schnittwunden oder starke Verbrennungen, kann eine chirurgische Wundversorgung durch Kleben oder Nähen der klaffenden Wunde oder chirurgisches Abtragen von verbranntem oder abgestorbenem Gewebe erforderlich sein, um eine gute Wundheilung mit möglichst geringer Narbenbildung zu gewährleisten. Anschließend sollte ein Verband angelegt werden, um die Wunde vor Verunreinigung zu schützen und die Jugendlichen von einer Manipulation der Wunde abzuhalten. Bei Jugendlichen mit repetitiver NSSV und häufigem Kontakt zu entsprechenden Peer-Gruppen muss geklärt werden, ob die Möglichkeit besteht, dass die Jugendliche durch gemeinsames Benutzen von Rasierklingen oder anderen Gegenständen sich mit HIV oder Hepatitis infiziert haben könnte.

6.4 Weichen stellen während der Wundversorgung

Die akute Selbstverletzung und die möglicherweise notwendige Wundversorgung ist eine Gelegenheit, Weichen für den künftigen Umgang der Jugendlichen oder jungen Erwachsenen mit NSSV zu stellen. Fühlt sie sich trotz des so schwer nachvollziehbaren Verhaltens akzeptiert und ernst genommen, könnte damit eine Bereitschaft zu einer Beratung oder Behandlung gebahnt werden. Die Erwachsene, die die Wunde versorgt, sollte anerkennen, dass die Jugendliche oder junge Erwachsene mit Sicherheit einen guten Grund hat, sich so zu verhalten. Dabei muss sie sich nicht verstellen, sondern kann durchaus bekennen, wie befremdend sie ein solches Verhalten erlebt und wie sehr dies bei ihr ein Gefühl der Hilflosigkeit und tiefen Trauer auslöst. Sie sollte keinen Druck im Hinblick auf die Inanspruchnahme von Beratung oder Therapie ausüben, aber durchaus auf die Möglichkeiten hinweisen, dass die Betroffene zu einer Therapeutin oder Beraterin gehen kann, falls sie sich eine Veränderung bei sich selbst oder in ihrem nahen Umfeld wünscht. Ansprechpartner sind:

- Die diensthabende Ärztin der Kinder- und Jugendpsychiatrie
- die Ambulanz der Kinder- und Jugendpsychiatrie
- niedergelassene Kinder- und Jugendpsychiaterinnen oder Kinder- und Jugendlichentherapeutinnen

- psychologische Beratungsstellen
- der schulpsychologische Dienst und Schulsozialarbeiterinnen.

Von großer Bedeutung ist es, die Zustimmung der Jugendlichen oder jungen Erwachsenen zu einer Information der Eltern bzw. der sonstig Sorgeberechtigten einzuholen und denen ein zeitnahes Informationsgespräch anzubieten. Auch in diesem Kontakt geht es darum, die Eltern zu einer Inanspruchnahme von Beratungs- und Therapiegesprächen - gegebenenfalls auch zunächst ohne die NSSV-Klientin - zu motivieren. Das gelingt nur in einer Begegnung ohne jeden Vorwurf und in einem Gespräch getragen von der Überzeugung, dass die Eltern das Beste für ihr Kind erreichen wollen - selbst wenn ihnen das in den vergangenen Monaten und Jahren nicht gut gelungen sein sollte. Oft stehen allerdings zu Beginn der Gespräche Gefühle der Eltern wie Erschrecken, Ärger und Wut, aber auch Enttäuschung und Traurigkeit im Vordergrund. Schuldgefühle werden teils offen thematisiert oder stehen im Hintergrund von Anklagen und Vorwürfen, die sie im Hinblick auf die Jugendliche äußern.

6.5 Die Bill of Rights in der medizinischen und psychologisch-psychiatrischen Versorgung von Menschen, die sich selbst verletzen

(nach Martinson 1998; Übers.: W. R.)

6.5.1 *Präambel*

Aufgrund des Stigmas und des Fehlens gut zugänglicher Informationen über Selbstverletzung werden Menschen, die diese Bewältigungsmethode wählen, oft von Medizinerinnen (zum Beispiel in der Notaufnahme) und auch von manchen Psychiaterinnen auf eine Art und Weise behandelt, die ihr Leben schlechter statt besser machen. Nach vielen negativen Erfahrungen, die Menschen, die sich selbst verletzen, berichtet haben, ist die folgende Bill of Rights erstellt worden. Damit soll die Möglichkeit eröffnet werden, die Emotionen, die diesem Verhalten zugrunde liegen, besser zu verstehen und auf das selbstverletzende Verhalten in einer Weise zu reagieren, die sowohl die Patientinnen als auch die Helferinnen schützt.

1. *Das Recht auf fürsorgliche menschenwürdige Behandlung:* Menschen, die sich selbst verletzen, sollten denselben Umfang und dieselbe Qualität medizinischer Versorgung erhalten wie Personen mit einer unfallbedingten Verletzung. Das Behandlungsvorgehen sollte ebenso behutsam sein wie bei anderen Personen. Wenn genäht werden muss, sollten Lokalanästhetika benutzt werden. Die Behandlung von Unfallverletzungen und selbst zugefügten Verletzungen sollte identisch sein.
2. *Das Recht, vollinhaltlich in die Entscheidungen über psychiatrische Notfallmaßnahmen einbezogen zu werden (solange keine unmittelbare Lebensbedrohung vorliegt):* Wenn sich eine Person in einer Notfallambulanz mit einer selbst zugefügten Verletzung vorstellt, sollte ihre Ansicht über die Notwendigkeit einer psychiatrischen Einschätzung beachtet werden. Wenn die Person offensichtlich nicht suizidal ist, ist eine anstrengende psychiatrische Untersuchung nicht angezeigt. Die Ärztinnen müssen die Möglichkeit einer Eigen- und Fremdgefährdung einschätzen und sollten eine Überweisung zu einem ambulanten Folgetermin empfehlen. Eine Überweisung zu einer stationären Aufnahme wegen selbstverletzenden Verhaltens ist demgegenüber nur selten notwendig.
3. *Das Recht auf körperliche Privatheit:* Eine Inaugenscheinnahme mit dem Ziel, Ausmaß und Frequenz der selbst zugefügten Verletzungen zu bestimmen, sollte nur bei absoluter Notwendigkeit erfolgen und in einer Art durchgeführt werden, die die Würde der Patientin wahrt. Viele der Personen, die selbstverletzendes Verhalten zeigen, sind missbraucht worden. Die Beschämung durch ein Nachforschen, für das eine Entkleidung notwendig ist, lässt Zahl und Intensität zukünftiger selbstverletzender Verhaltensweisen wahrscheinlich ansteigen. Sie veranlasst die Person zu einer Suche nach besseren Möglichkeiten, in Zukunft die Anzeichen für eine erneute Selbstverletzung zu verbergen.
4. *Das Recht auf Anerkennung der Gefühle hinter dem selbstverletzenden Verhalten:* Selbstverletzendes Verhalten entsteht nicht in einem Vakuum. Die Person, die sich selbst verletzt, handelt

so aufgrund ihrer negativen (verzweiflungsvollen) Gefühle, und diese Gefühle sollten wahrgenommen und anerkannt werden. Auch wenn die Behandlerin möglicherweise nicht verstehen kann, warum eine bestimmte Konstellation derart innerlich aufwühlend und erregend ist: Sie kann zumindest akzeptieren, dass die Jugendliche so empfindet, und das Recht der Jugendlichen respektieren, darüber aufgebracht zu sein.

5. *Das Recht, sich nur dem zu eröffnen, dem die Jugendliche oder junge Erwachsene sich eröffnen möchte:* Die Behandlerin sollte ohne die Erlaubnis der betroffenen Person nicht anderen gegenüber eröffnen, dass die Verletzungen selbst zugefügt sind. Ausnahmen können in einem Behandlungsteam gemacht werden oder wenn für andere Behandlerinnen die Information, dass die Verletzungen selbst beigefügt wurden, Voraussetzung für eine angemessene Behandlung ist. Wenn andere über ihr selbstverletzendes Verhalten aus einem wichtigen Grund informiert werden, muss das der Patientin mitgeteilt werden. Im Übrigen ist es immer unprofessionell, über eine Patientin zu tratschen.
6. *Das Recht, die Bewältigungsstrategie zu wählen, die sie wählen will:* Niemand sollte gezwungen werden, zwischen Selbstverletzung und Psychotherapie zu wählen. Ambulant arbeitende Therapeutinnen sollten niemals die Klienten auffordern, einen Nichtverletzungskontrakt zu unterschreiben. Stattdessen sollten die Patientin und die Therapeutin einen Plan entwickeln, mit selbstverletzenden Impulsen und Handlungen während der Behandlung umzugehen. Kein Klient sollte das Gefühl haben, dass er im Hinblick auf sein selbstverletzendes Verhalten lügen muss, damit die ambulante Therapie nicht beendet wird. Ausnahmen hiervon sind in einem Krankenhaus möglich, wenn die Krankenhausregeln verlangen, einen Kontrakt abzuschließen.
7. *Das Recht auf Behandlerinnen, deren Behandlung nicht durch ihre Gefühle, die das selbstverletzende Verhalten auslost, gestört wird:* Wer mit Klienten arbeitet, die sich selbst verletzen, sollte seine eigene Furcht, seine Abscheu, seinen Ärger und seine Angst

aus dem therapeutischen Setting fernhalten. Dies ist eine Voraussetzung bei der Versorgung selbst beigefügter Wunden, gilt aber ebenso für Psychotherapeutinnen. Eine Person, die sich mit selbstverletzendem Verhalten quält, muss genug Belastungen ertragen – auch ohne die Vorurteile und Voreingenommenheiten der Behandlerinnen.

8. *Das Recht auf Validierung des selbstverletzenden Verhaltens als eine Bewältigungsstrategie:* Niemand sollte wegen seines selbstverletzenden Verhaltens beschämt, ermahnt oder bestraft werden. Selbstverletzung dient als Bewältigungsstrategie – oftmals für Personen, die keine andere »Lösung« kennen. Sie wählen das selbstverletzende Verhalten möglicherweise als letzten verzweifelten Versuch, um einen Suizid zu vermeiden. Es ist gut, wenn die Personen, die sich selbst verletzen, die positiven Dinge ihres Verhaltens für sie anerkennen und wertschätzen. Gleichzeitig sollten sie dazu angeregt werden zu erkennen, dass die negativen Seiten des selbstverletzenden Verhaltens die positiven Aspekte überwiegen und dass es Möglichkeiten gibt, Bewältigungsstrategien zu erlernen, die nicht so destruktiv sind und das Leben nicht so sehr beeinträchtigen.
9. *Das Recht, wegen der selbst beigebrachten Verletzungen nicht automatisch als eine gefährliche Person angesehen zu werden:* Niemand sollte in Fesseln gelegt oder in einem Behandlungsraum eingesperrt werden, allein weil er seine Verletzungen selbst herbeigeführt hat. Niemand sollte gegen seinen Willen allein wegen seines selbstverletzenden Verhaltens stationär eingewiesen werden. Die Ärztin muss ihre Entscheidung zu einer Einweisung von dem Vorhandensein einer Psychose, einer akuten Suizidalität oder einer Fremdgefährdung abhängig machen.
10. *Das Recht darauf, dass das selbstverletzende Verhalten als ein Versuch der Kommunikation und nicht als manipulativ angesehen wird:* Die meisten Menschen, die sich selbst verletzen, versuchen Dinge auszudrücken, die sie in einer anderen Form nicht aussprechen können. Auch wenn dieser Versuch einer Kommunika-

tion manchmal manipulativ erscheint, verschlimmert es die Situation nur, wenn man das Erreichen eines kurzfristigen Vorteils als Ziel der Selbstverletzung betrachtet. Therapeutinnen sollten die kommunikative Funktion des selbstverletzenden Verhaltens respektieren und so lange von der Annahme eines nicht manipulativen Verhaltens ausgehen, bis das Gegenteil klar erwiesen ist.

6.6 Ersatzhandlungen für selbstverletzendes Verhalten und rechtzeitige Unterbrechung des Erregungsaufbaus

Viele junge Menschen finden mit der Zeit für sich geeignete Ersatzhandlungen, die sie in Situationen hoher Erregung durchführen. Sie legen sich beispielsweise ein kräftiges Gummiband um das Handgelenk und lassen es gegen die Haut schnellen. Sie drücken einen Eiswürfel auf die Haut, bis die Kälte schmerzt. Sie kauen eine Chilischote bzw. eine Meerrettichwurzel oder tropfen Tabasco auf die Zunge. Sie tragen einen kleinen Ball mit rauer Oberfläche bei sich, den sie heftig drücken. Sie duschen sich kalt ab. Sie malen mit Filzschreiber Verletzungen auf die Haut.

Im Einzelfall kann die Betroffene ermutigt werden, selbst für sie geeignete Mittel zu entdecken. »Wenn es nicht hilft, bleibt dir immer noch die Möglichkeit, dich zu verletzen.« Solche Ersatzhandlungen können im besten Fall als Alternativen für ein NSSV dienen. Aber allein schon die Bereitschaft, eine von den genannten Möglichkeiten zu erproben, führt zu einem Aufschieben des selbstverletzenden Verhaltens und damit zu einer zeitweiligen Kontrolle und einer Unterbrechung eines automatisierten Ablaufs.

Zeitlich früher setzt der Versuch an, die selbstverletzende Handlung zu vermeiden, indem der Aufbau einer immer stärker anwachsenden, schließlich nicht mehr aushaltbaren inneren Erregung rechtzeitig unterbrochen wird. Dafür ist es notwendig, dass die Jugendliche lernt, negative Gefühle früh zu erkennen und zu diesem frühen Zeitpunkt die wachsende Erregung auszuagieren oder ihr angenehme Gefühle und ein psychisches Wohlbefinden entgegenzusetzen. Manche Jugendliche und junge Erwachsene erreichen dies, indem sie spazieren gehen oder sich körperlich anstrengen, beispielsweise joggen, Fahrrad fahren, zum Boxtraining oder ins Fitnessstudio gehen und gegebenenfalls ihre Verzweiflung laut rausschreien. Sie schlagen gegen ein Kissen, eine Matratze oder einen Sandsack. Sie zerreißen Kartons oder versuchen auf andere Weise, ihre Wut abzureagieren. Anderen hilft es, sich mit Dingen zu beschäftigen, die sie interessieren und deren Durchführung Aufmerksamkeit und Konzentration erfordern. Sie spielen ein Musikinstrument, führen handwerkliche Tätigkeiten durch, engagieren sich bei einem Videospiel oder kümmern sich um ein Haustier. Sie malen, zeichnen oder schreiben Tagebuch. Wiederum anderen gelingt es, sich abzulenken, indem sie etwas Gutes für sich tun dadurch, dass sie baden oder duschen und sich eincremen oder dass sie etwas Gutes essen. Sie rufen die Mutter, den Vater oder Freundinnen an, verabreden sich zu gemeinsamen Aktivitäten oder wenden sich – wenn der Druck schon sehr groß geworden ist – an die Telefonseelsorge oder die Therapeutin.

In der akuten Situation hoher Erregung können Atem- und Wahrnehmungsübungen nützlich sein. Sie helfen, den Fokus auf das, was im Kopf vor sich geht, zu verringern und die Aufmerksamkeit auf basale Körperfunktionen zu lenken und zu einer Entspannung zu kommen.

6.7 Atemübung für mehr Entspannung: Den Atem verlängern

Bei emotionaler Erregung wird oft in die Brust geatmet. Dann weitet sich der Brustkorb und viele Atemhilfsmuskeln werden verspannt. Es wird überwiegend in den oberen Lungenabschnitt geatmet. In diesem Abschnitt ist die Sauerstoffaufnahme viel geringer, sodass sich eine innere Anspannung verstärkt.

Diese Übung intensiviert deshalb die Atemzüge. Das folgende Vorgehen hat sich bewährt:

- Durch die Nase einatmen, dabei langsam bis vier zählen und den Bauch größer werden lassen (auch »Bauchatmung« oder »Zwerchfellatmung« genannt).

- Luft anhalten und dann mit einem pustenden Geräusch durch den Mund ausatmen. Wieder langsam bis vier zählen und den Brustkorb leeren.
- Hat sich der Körper daran gewöhnt, wird die jeweilige Atemdauer gesteigert: Beim Ein- und Ausatmen erst bis fünf, dann bis sechs zählen.
- Fühlt sich das natürlich an, wird die Zeit des Ausatmens verlängert: Beim Einatmen bis vier zählen, beim Ausatmen bis sieben.

Diese Atemtechnik versetzt den Körper in einen tiefen Entspannungszustand und hilft auch gut, um schneller einzuschlafen. Die Atemübung sollte im Vorfeld angewandt und geübt werden, damit sie im Bedarfsfall auch wirkt. Denn wenn die Erregung hoch ist, ist Konzentration und rationales Denken schwierig.

6.8 Die außengerichtete Wahrnehmung fokussieren: Die 5-4-3-2-1-Übung

Die Übung stellt eine Hilfe zur Bewältigung von akuten Spannungszuständen mit drohendem selbstschädigenden Verhalten dar. Sie ist auch nützlich, um aus dissoziativen Zuständen herauszufinden und wieder assoziiert die Gegenwart und den eigenen Körper zu erleben. Durch eine Orientierung der Wahrnehmung nach außen und eine Durchführung der Übung mit geöffneten Augen unterscheidet sie sich von der Mehrzahl anderer Stabilisierungs- und Entspannungstechniken. Sie hilft, den wichtigen Kontakt zur Gegenwart herzustellen und zu stärken. Dadurch eignet sich die Übung besonders gut für traumatisierte Klientinnen. Denn diese neigen häufig dazu, beim Schließen der Augen das innere Erleben zu fokussieren und in emotional belastende Gedanken oder Erinnerungen abzuschweifen.

Das Vorgehen bei der Übung kann folgendermaßen ablaufen:

- Die Klientin wird gebeten, eine angenehme Position einzunehmen und sich einen Punkt im Raum zu suchen, auf dem sie ihre Augen gern ruhen lässt. Dann wird sie aufgefordert, laut fünf Dinge zu benennen, die sie gerade sehen kann (einen Tisch, eine Lampe, etc.). Die Antworten werden gegebenenfalls durch ein »hmm« oder »ja« oder »sehr gut« bestärkt.

- Als Nächstes wird sie aufgefordert, laut fünf Dinge zu beschreiben, die sie hier und jetzt hört (einen Vogel, ein Auto, etc.).
- Sodann wird sie gebeten, ihre Aufmerksamkeit auf das zu lenken, was sie spürt (die Füße auf dem Boden, die Hose auf der Haut, etc.) und wiederum fünf Dinge zu benennen.
- Die Klientin soll nun diese Schritte mit jeweils vier Dingen, die sie sieht, hört und spürt, wiederholen.
- Dann geht es weiter mit drei Dingen, zwei Dingen und schließlich mit jeweils einer Wahrnehmung je Kategorie (sehen, hören, spüren). Am Ende kann noch dazu aufgefordert werden, einen weiteren Moment alleine laut oder auch leise mit der Übung fortzufahren (verfügbar unter: www.traumatherapie.de/users/bambach/hydratext.html [10.03.2023]).

7 Therapieansätze der verschiedenen Psychotherapieverfahren

Es gibt eine Vielzahl von psychotherapeutischen Ansätzen für die Behandlung von NSSV, die offensichtlich das selbstschädigende Verhalten reduzieren. Eine allgemein anerkannte Best Practice für die Behandlung von NSSV existiert allerdings nicht. Auch weiß man noch nicht, auf welche Weise genau diese Verfahren wirken. Es kann aber gesagt werden, dass Psychotherapie das Mittel der Wahl zur Behandlung von NSSV ist (Ougrin et al. 2015; Plener et al. 2017).

7.1 Vorbemerkung

In seinem Werk *Bodies under Siege* behandelt Favazza (1987/2011) wiederholt die Besonderheiten selbstverletzenden Verhaltens im Vergleich zu sonstigen psychiatrischen Symptomen. So erfordert die Behandlung von Menschen, die sich selbst verletzen, aufseiten der Therapeutin mehr an Gelassenheit, Ausgeglichenheit und professioneller Distanz als bei anderen Patienten. Der Schnitt der Jugendlichen und jungen Erwachsenen in das eigene Fleisch rührt an tief verankerte, existenziell bedeutsame kulturelle Traditionen. Die Fülle an Riten in der Menschheitsgeschichte und teilweise auch noch zur heutigen Zeit verweist darauf, dass der Akt der Selbstverletzung und das damit selbst ausgelöste Fließen des eigenen Blutes in der Menschheitstradition die Tür zum Heiligen, Sakralen, Existenziellen öffnet. In unserer westlichen Kultur ist das Bild, dass Christus als Gottessohn sein Blut für die Menschheit vergoss, tief eingewurzelt und zeigt seine Wirkung auf Gläubige und Ungläubige. In dieser Perspektive liegt die große kommunikative Macht des selbstverletzenden Verhaltens, dem sich niemand, seien es Laien oder Professionelle, entziehen kann. Favazza (a. a. O., S. 245) begründet mit diesen Überlegungen seine Überzeugung, dass eine Therapeutin nicht mit mehr als zwei Patienten, die sich selbst verletzen, zur gleichen Zeit arbeiten sollte.

7.2 Therapieansätze der Psychodynamischen Therapie

Im Zentrum der psychodynamischen Therapieansätze stehen die Interaktionsprozesse zwischen Patienten und Therapeutinnen. Die Therapeutin stellt sich als nicht misshandelndes, gutes »Objekt« zur Verfügung, um dem Patienten die Möglichkeit zu wichtigen neuen emotionalen Beziehungserfahrungen zu geben. Sie eröffnet einen mentalen Raum, in dem Konflikte gedanklich ausgetragen werden können, sodass nicht nur in der Außenwelt agiert werden muss. Der Sicherung der Gegenwart gilt das primäre Augenmerk. Die Therapeutin versucht, in den chaotischen Rahmenbedingungen der Patientenwelten nicht mitzuagieren, sondern einen Ruhepol darzustellen. Ihre Therapie bietet Verlässlichkeit, klare Grenzen, Authentizität und Kontingenz.

> »Die Patienten in ihren agierenden Verhaltensweisen und multiplen Konflikten, die viele Alltagssituationen unberechenbar machen, können nicht allein durch mitleidiges Mitfühlen gehalten werden. Es geht um eine professionalisierte Empathie, die ihre eigenen Grenzen reflektiert und auch direkte Angriffe der Patienten aushalten kann. Am therapeutischen Setting und an der therapeutischen Beziehung muss gerüttelt werden können, so stabil müssen diese sein! Die Patientinnen und Patienten überprüfen immer wieder die Standfestigkeit und die Sicherheit der Haltung, ob das ›gute Objekt‹ stark genug ist. Es gilt, Aktionen in sinnhafte Bilder und Formulierungen zu überführen.
>
> Erst wenn die Gegenwart einen sicheren Ort darstellt, sind die Patienten in der Lage, eine Zukunftsperspektive zu entwickeln, Wünsche, Bedürfnisse und Sehnsüchte zuzulassen. Und erst dann, wenn die Gegenwart gesichert und die Zukunft perspektiviert ist, gilt der Blick zurück der biografischen Rekonstruktion, der Trauma-Arbeit und der Integration des Bisherigen in ein mit Hoffnung gesättigtes Zukunftsbild. Dieser Rekonstruktions- und Integrationsprozess braucht Geduld, einen langen Atem und auch eine therapeutische Bescheidenheit, die die Jugendlichen nicht überfordert. Es soll nicht vergessen werden, dass sich selbst verletzende Patientinnen und Patienten eine personale Würde und Fürsorge auf Kosten ihres eigenen Körpers aufrechterhalten« (Resch 2017, 65 f.).

7.3 Übertragungsfokussierte Psychotherapie im Jugendalter (TEP)

Die Übertragungsfokussierte Psychotherapie wurde zur Behandlung von Patienten mit einer Borderline-Diagnose entwickelt. In der therapeutischen Beziehung sollen sich die Auswirkungen von belastenden Beziehungserfahrungen, Probleme mit dem Selbstbild und nicht hilfreiche Bewältigungsstrategien im Rahmen von Übertragung und Gegenübertragung unmittelbar zeigen und bearbeitet werden können. Diese können auf diese Weise im »Hier und Jetzt« gemeinsam untersucht werden. Dabei zeigen sich oft mehr oder weniger große Schwierigkeiten, sich selbst und wichtige andere genauer wahrzunehmen und zu beschreiben, was nachteilige Folgen für die zwischenmenschliche Beziehung und damit Auswirkungen auf Arbeit, Beruf und Freizeit hat. Übergeordnetes Ziel ist die Verbesserung des Selbstbildes und die bessere Regulation der Emotionen und Impulse. Dazu wird das je aktuelle Geschehen in der therapeutischen Beziehung fokussiert und auf eine zunehmende Integration der widersprüchlichen, abgespaltenen inneren Bilder von sich und anderen abgezielt. Veranschlagt werden ein bis zwei Wochenstunden über einen Zeitraum von ein bis drei Jahren.

7.4 Psychodynamic Interpersonal Therapy (PIT)

Die Psychodynamic Interpersonal Therapy (PIT) wurde von R. F. Hobson (1985) entwickelt und über 30 Jahre ausgearbeitet. PIT richtet sich an Patienten, deren Probleme aus den Schwierigkeiten ihrer interpersonellen Beziehungen resultieren. In einem ersten Schritt werden die zwischenmenschlichen Schwierigkeiten des Patienten identifiziert. Sodann wird erforscht, was der Patient dabei erlebt und fühlt. In einem dritten Schritt steht das Erleben und Fühlen in der Therapiesituation im Mittelpunkt. Sodann werden die verborgenen Affekte thematisiert, wenn der Patient beispielsweise ein bestimmtes Gefühl wie Ärger anspricht, ohne sich ärgerlich zu erleben, oder wenn der Patient kein Gefühl erlebt, obwohl man dies in der betreffenden Situation erwarten würde. Sodann werden entsprechende Situationen im täglichen Leben des Patienten oder in seiner Vergangenheit thematisiert. Schließlich wird auf die Veränderungen fokussiert, die der Patient in der Therapiebeziehung, vor allem aber auch in seinen täglichen Beziehungen erlebt. PIT scheint nach Groschwitz und Plener (2013) die aussichtsreichste Methode der Behandlung von Patientinnen mit NSSV innerhalb der psychodynamischen Verfahren zu sein.

7.5 Therapieansätze der Verhaltenstherapie

7.5.1 *Kognitiv-behaviorale Therapie (CBT)*

NSSV wird als maladaptive Strategie der Emotionsregulation angesehen, die durch positive und negative Verstärker aufrechterhalten wird. Wichtigste Aufgabe der Therapeutin ist es, den Grundüberzeugungen, die NSSV aufrechterhalten, emphatisch zu begegnen und gemeinsam mit dem Patienten zu reevaluieren. Zudem werden alternative Emotionsregulation und Problemlösestrategien erarbeitet. Walsh 2014 beschreibt folgendes Vorgehen (in Anlehnung an Groschwitz u. Plener 2013):

- respektvolle Neugier und beruhigendes, emotional neutrales Verhalten; Verwenden der Begriffe des Patienten
- Abklärung des Ausmaßes der aktuellen körperlichen Schädigung; Erhebung von Häufigkeit, Art, Bedingungen und Konsequenzen des Verhaltens in einem Blogbuch, das von den Patientinnen ausgefüllt wird
- Identifikation wichtiger Umweltfaktoren sowie biologischer, kognitiver und affektiver Variablen und Verhaltensmuster, die das Verhalten auslösen und aufrechterhalten
- Erfassen einer Baseline und Definieren eines erreichbaren und messbaren Ziels; Skills zum Erreichen des Ziels einsetzen; Belohnung bei Erreichen des Ziels vereinbaren; Ziel und Vorgehen »vertraglich« festlegen
- Training alternativer Fertigkeiten (Skills): Ersatztätigkeiten wie etwas Scharfes essen, ein Gummiband auf die Haut schlagen lassen, sportliche Aktivitäten, künstlerische Aktivitäten,

mit anderen kommunizieren, Ablenkung durch Fernsehen oder Musikhören
- kognitive Therapie: Grundüberzeugungen (beispielsweise »Ich bin nichts wert«) und automatische Gedanken (beispielsweise »Nur NSSV schafft Erleichterung«) identifizieren und durch funktionale Überzeugungen ersetzen
- Erarbeitung eines positiven Körperbildes unter den Aspekten Attraktivität, Effektivität, Gesundheit, Geschlechtsmerkmale, sexuelle Verhaltensweisen, Integrität des Körpers
- Expositionsbehandlung bei einer Trauma-Vorgeschichte
- Familientherapie: Familienmitglieder über NSSV aufklären, mit in die Anamnese einbeziehen und als Co-Therapeutinnen im Rahmen des Skills-Trainings einsetzen.

7.5.2 *Problemlösetherapie (PST, Problem Solving Therapy)*

Die Problemlösetherapie (D'Zurilla a. Goldfried 1971; Hölzel et al. 2015) hat sich in den 1970er-Jahren aus psychologischen Theorien zum Lernen, Problemlösen und zur Entscheidungsfindung entwickelt. NSSV wird dementsprechend als dysfunktionale Problemlösestrategie angesehen. Das Grundprinzip der PST besteht darin, Patientinnen anhand eines festen Schemas zu aktivem Problemlösen anzuleiten. Durch die »Technik des planvollen Problemlösens« werden Fähigkeiten und Einstellungen trainiert, um Probleme rational zu lösen. Problemvermeidung und impulsive Entscheidungsfindung sollen dadurch minimiert werden.

7.5.3 *Dialektisch-behaviorale Therapie (DBT für Erwachsene, DBT-A für Jugendliche)*

Die Dialektisch-behaviorale Therapie DBT (Miller 1997) wurde für Menschen mit Borderline-Diagnose entwickelt und ist nicht spezifisch auf die Behandlung von NSSV ausgerichtet. Das schwerpunktmäßig kognitiv behaviorale Vorgehen zielt auf die Beziehungsschwierigkeiten, die Probleme der Emotionsregulation und die geringe Frustrationstoleranz der Betroffenen ab. Ergänzt wird es durch östliche Achtsamkeitsübungen und dialektische Behandlungsstrategien, die eine Balance zwischen Akzeptanz auf der einen Seite und Veränderung auf der anderen Seite anstreben. Es werden Einzeltherapie, Skills-Trainingsgruppen und telefonische Beratung kombiniert. Die Therapiedauer beträgt zwölf Monate. Fokussiert werden die Entwicklung der Selbstakzeptanz, das Erlernen von Fähigkeiten zur Emotionsregulation, Stresstoleranz und zwischenmenschliche Fertigkeiten.

Die Dialektisch-behaviorale Therapie DBT-A wurde an die besonderen Bedingungen Jugendlicher angepasst. Das betrifft vor allem die Länge der Behandlung, eine altersgemäße Sprache und die Einbeziehung der Familienmitglieder in die Skills-Gruppen. Hinzu treten regelmäßige Familiengespräche und eine verstärkte Ausrichtung auf die Bewältigung typischer Schwierigkeiten im Jugendalter. Die Jugendlichen sollen Fähigkeiten - Skills - erlernen, um Verhaltens-, Gefühls- und Denkmuster zu verändern, die zu Schwierigkeiten und seelischen Belastungen im Leben führen: »Stresstoleranz«, um die Anspannung zu senken sowie unangenehme Ereignisse und Gefühle zu ertragen, wenn die Situation sich nicht verändern lässt; »innere Achtsamkeit«, um mehr Bewusstheit im Alltag und mehr Steuerungsmöglichkeiten zu erreichen und Gefühle und Gedanken in ein Gleichgewicht zu bringen; »Umgang mit Gefühlen«, um die eigene Verletzlichkeit zu verringern und positiven Gefühlen mehr Platz zu geben. Hausaufgaben dienen dazu, das Gelernte im Alltag umzusetzen und seine Wirksamkeit zu erproben (siehe Maffezzoni u. Steinhausen 2017).

7.5.4 Das Cutting-Down-Programm (CPD)

Das Cutting-Down-Programm ist eine Übersetzung durch Kaess et al. (2020) des »Cutting Down Programme« von Taylor et al. (2011), das wiederum eine Adaptation einer Kurzzeittherapie für Erwachsene (MACT) darstellt. Inhaltlich basiert das CPD sowohl auf verhaltenstherapeutischen als auch auf dialektisch-behavioralen Elementen. Es wurde speziell als Kurzzeittherapie für Jugendliche sowie junge Erwachsene und als niedrigschwellige Alternative zu den umfangreichen, auf Menschen mit Persönlichkeitsstörungen und NSSV ausgerichteten Therapiekonzepten wie der DBT entwickelt. Das sehr spezifische Vorgehen soll schnelle Fortschritte in der Reduktion des NSSV bewirken und damit für gegebenenfalls notwendige weitere Therapien motivieren. Die Behandlung umfasst acht bis zwölf Sitzungen und ist in vier Module untergliedert, die durch optionale Inhalte vertieft werden können (Edinger et al. 2020).

Modul I: Ziele dieses Moduls ist es, die Probleme der Jugendlichen oder jungen Erwachsenen zu verstehen, ihre Stärken und Ziele zu erfassen und die Patientin zu befähigen, eigene Gefühle zu identifizieren und zu verstehen. Eine Kernaufgabe dieses Moduls ist die Einführung der Verhaltensanalyse.

Modul II: In diesem Modul soll das Verständnis des Zusammenhangs zwischen Gedanken, Gefühlen und Verhalten gefördert und eine hilfreichere Art des Denkens vermittelt werden. Typische Denkfallen wie beispielsweise Schwarz-Weiß-Denken oder Übergeneralisierungen werden erörtert.

Modul III: Strategien und Fähigkeiten, die auf Konzepte der Achtsamkeit und der Stresstoleranz beruhen, werden vermittelt. Ziel des Moduls ist es, die Jugendliche zu befähigen, verschiedene Bewältigungsstrategien zu entdecken, die das NSSV ersetzen können.

Modul IV: Um Rückfälle in der Zukunft zu antizipieren, werden mögliche Trigger für NSSV identifiziert, erworbene Bewältigungsstrategien in einer »Werkzeugbox« gesammelt und positive Aktivitäten in der unmittelbaren Zukunft geplant.

7.6 Mentalisierungsbasierte Therapie für Adoleszente MBT-A

Die Mentalisierungsbasierte Therapie wurde von Bateman und Fonagy (1999) für Patienten mit einer Borderline-Diagnose entwickelt. Es handelt sich um eine integrative Form der Psychotherapie, die psychodynamische, systemische, klientenzentrierte und dialektisch-behaviorale Therapieansätze miteinander verbindet. Mentalisieren bezeichnet die imaginative Fähigkeit, sich mentale Gründe des eigenen Verhaltens und des Verhaltens anderer, beispielsweise Emotionen, Wünsche, Kognitionen oder Ziele, vorstellen zu können. Auf diese Weise wird das eigene und das Verhalten anderer erklärbar und somit auch zu einem gewissen Grad vorhersagbar gemacht. Ist die Fähigkeit, Gründe für das Verhalten anderer zu reflektieren, eingeschränkt und können eigene affektive Reaktionen auch nur eingeschränkt (oder gar nicht) mentalisiert werden, kann dies zum Versagen der Affektregulation und zu impulsiven Handlungen führen.

Die Therapeutin strebt in der Beziehung eine Allianz mit der Patientin an. Sie vermeidet eine »Experten«-Rolle in der Therapiebeziehung, sondern nimmt eine Haltung des »Nicht-Wissens« und der Neugierde ein. Ihre Aufgabe ist es, sich mit dem Innerpsychischen der Patientin sowie ihren eigenen subjektiven Reaktionen auseinanderzusetzen und damit die Mentalisierung der Patientin anzuregen. Sie achtet darauf, wie sie von der Patientin wahrgenommen wird und welche Gefühle jeweils in der Beziehung zwischen beiden bedeutsam sind. Sie stellt in der Beziehung also einen aktiven Partner dar und fördert bei der Patientin die Fähigkeit, intuitiv eine Vorstellung von emotional-kognitiven Vorgängen zu gewinnen und damit ihr eigenes sowie das Verhalten anderer Menschen zu erklären (Taubner, Volkert u. Bark 2018). Auf diese Weise lernt die Patientin, ihre Affekte besser zu modulieren, zentrale Beziehungskonflikte zu verstehen und zu regulieren und dabei die Selbstkontrolle und das Empfinden von Selbstkohärenz zu verbessern. Eine RCT-Studie von Rossouw und Fonagy (2012) zeigte eine klare Überlegenheit von MBT-A gegenüber *treatment as usual* bei NSSV.

7.6.1 *Mentalisierungsbasierte Familientherapie (MBFT)*

Asen u. Fonagy 2010 haben diesen Ansatz zur Mentalisierungsbasierten Familientherapie (MBFT) weiterentwickelt. Der zentrale Fokus besteht darin, Familienmitglieder darin zu unterstützen, das eigene Verhalten und das Verhalten anderer durch Zuschreibung mentaler Zustände zu interpretieren. Es geht um das Erspüren und »Lesen« der Gefühle, Stimmungen, Bedürfnisse, Motive und Sehnsüchte bei sich selbst und anderen. Dadurch werden in einem rekursiven Prozess sowohl die Beziehungen als auch die Affektregulation gestärkt. Aufgrund der wachsenden Erkenntnis, dass ihre Konzepte und ihre therapeutische Praxis vor allem systemisch beeinflusst waren, sprechen die Autoren heute von Mentalisierungsinspirierter Systemischer Therapie (MIST) (Asen u. Fonagy 2021), wohl bewusst, dass das Akronym MIST im Deutschen vielleicht nicht gut anschlussfähig ist.

7.7 Die Personal Construct Psychotherapy (PCP)

Die 1955 von Kelly entwickelte Personal Construct Theory und die daraus abgeleitete Psychotherapie ist ein historischer Vorläufer und Vorkämpfer der in den folgenden Jahrzehnten in den Vordergrund tretenden unterschiedlichen konstruktivistischen Theorien (siehe Botella 1995), die zu einer der wichtigsten erkenntnistheoretischen Grundlagen der Systemischen Therapie geworden sind. Die Personal Construct Theory geht davon aus, dass Menschen persönliche Konstrukte darüber entwickeln, wie die Welt ist und funktioniert. Menschen entwickeln und verfeinern ständig Theorien und Modelle darüber, wie die Welt funktioniert, sodass sie zukünftige Ereignisse antizipieren können. Das tut bereits der Säugling, wenn er entdeckt, dass er durch sein Schreien das Erscheinen seiner Mutter oder seines Vaters bewirken kann. Im Laufe ihres Lebens verfeinern sie ständig ihre Theorien und Konstrukte in Abhängigkeit davon, ob sie sich selbst helfen, die Realität wahrzunehmen und kommende Ereignisse zu antizipieren und vorherzusagen. In diesem Sinne handelt jeder Mensch wie ein Wissenschaftler. Menschen verfügen über eine Fülle von Konstrukten, derer sie sich in unterschiedlichem Maße bewusst sind. Diese Konstrukte bestimmen, worauf Personen ihre Aufmerksamkeit lenken. Eine bestimmte Person kann relativ präzise durch das Set an Konstrukten beschrieben werden, die sie in einer bestimmten Situation anwendet. Manche Psychologen sagen, dass die Personal Construct Theory im Grunde keine psychologische Theorie, sondern eine Theorie über psychologische Theorien sei, also eine Metatheorie.

Von dieser Theorie leitete Kelly einen nicht-direktiven psychotherapeutischen Ansatz ab, bei dem die Therapeutin ihrer Patientin hilft, ihre eigenen persönlichen Konstrukte zu analysieren. Die Therapeutin soll nicht die psychischen Prozesse ihrer Patientin interpretieren, weil sie dann Gefahr läuft, ihre Konstrukte der Patientin überzustülpen. Vielmehr soll sie die Patientin anregen, die eigenen Konstrukte zu entdecken. Das Verhalten der Patientin wird dann erklärt durch die Art und Weise, wie sie die Welt selektiv betrachtet, in ihr handelt und das Konstrukt-System weiterentwickelt, um die Vorhersagbarkeit zu erhöhen. Die Patientin soll dann wie eine Wissenschaftlerin die Stimmigkeit ihrer Konstruktionen erforschen, indem sie handelt, wie die Konstrukte es ihr vorschreiben. Wenn die Ergebnisse dieses Verhaltens mit ihren Vorhersagen übereinstimmen, dann hat sie ein gutes Konstruktsystem entwickelt. Ist das nicht der Fall, kann sie ihre Konstrukte modifizieren, seien es ihre Interpretationen oder ihre Vorhersagen oder beides. Diese Methode des Entdeckens und Korrigierens der eigenen Konstrukte entspricht, so Kelly, ziemlich genau der wissenschaftlichen Methode, die in der modernen Forschung zum Aufdecken von Fakten über das Universum angewandt wird.

Um insbesondere wenig bewusste persönliche Konstrukte zu erfassen, wurde von Kelly die Repertory-Grid-Technik entwickelt. Das klassische Vorgehen besteht aus drei Schritten:

1. *Auswahl der Elemente:* Zunächst werden die Elemente ausgewählt wie bestimmte Dinge, Personen, Entscheidungsoptionen oder (kritische) Situationen, denen die befragte Person eine Bedeutung hinsichtlich des Themas zuschreibt.
2. *Erhebung der Konstrukte:* Für die Erhebung der Konstrukte wird die Person zu je drei Elementen nach Ähnlichkeiten und Unterschieden gefragt. Es wird dabei nicht nur erhoben, was das Gemeinsame von zwei der drei Konstrukte ist, sondern auch, was der Gegenpol, also was das Dritte ist. Erst Konstruktpol und Kontrastpol zusammen spannen den gesamten Bedeutungsraum auf. Das Vorlegen von immer wieder neuen Triaden und das anschließende Fragen nach Ähnlichkeiten und Unterschieden wird so lange wiederholt, bis keine neuen Konstrukte mehr genannt werden können. Der Einsatz von Kärtchen für die Elemente hat sich bewährt, um an Tiefenwissen zu gelangen.

3. *Rating:* Abschließend werden alle Elemente bezüglich der erhobenen Konstrukte von der befragten Person danach bewertet, inwiefern für jedes Element eher der Konstruktpol oder eher der Kontrastpol zutrifft. Oft finden hier 5- oder 6-stufige Ratingskalen Einsatz.

8 Aspekte eines systemischen Störungsverständnisses

Aus systemtherapeutischer Sicht sind Störungen nicht in der Person, sondern in den Beziehungen dieser Person zu verorten. Das störende oder gestörte Verhalten ist als eine Gemeinschaftsleistung des relevanten Systems zu betrachten. In der systemtherapeutischen Arbeit geht es zudem nicht darum, das Warum zu erforschen (das sowieso immer extrem hypothetisch bleibt), sondern primär den Blick auf die Funktionen eines Problemverhaltens zu richten. Ihnen wird in einem Großteil der Literatur zu NSSV auffallend große Aufmerksamkeit geschenkt (siehe Abschnitt 5.2). Es geht also im Sinne der Unterscheidung von Aristoteles weniger um die *causa efficiens* (die Wirkursache), sondern vielmehr um die *causa finalis* (die Zielursache). Der Vorteil eines solchen Störungsverständnisses liegt darin, dass der Blick in die Zukunft gerichtet wird, statt in die Vergangenheit zu schauen - eine Blickrichtung, durch die nahezu zwangsläufig die Frage nach der Schuld aufgeworfen wird. In der Systemischen Therapie wird potenziell jedes Mitglied des relevanten Systems zu einem wichtigen Teil der Lösung. Die Arbeit erfolgt dann nach dem Motto, das Albert Einstein zugeschrieben wird: »Mehr als die Vergangenheit interessiert mich die Zukunft, denn in ihr gedenke ich zu leben.«

Welche Personen jeweils Mitglied des relevanten Systems sind, ist eine Entscheidung, die die Therapeutin gemeinsam mit ihrer Therapiepartnerin trifft. Bei Jugendlichen und jungen Erwachsenen handelt es sich meist um die Familienmitglieder, gegebenenfalls die Mitglieder der Ersatzfamilie. In manchen Fällen, beispielsweise bei starken Isolierungstendenzen und depressivem Rückzug, muss die Therapeutin aber auch erforschen, mit welchen Personen die Jugendliche oder junge Erwachsene in ihrem Kopf einen inneren Dialog führt, den sie kaum einmal veröffentlicht.

In der Literatur wird bei der Erörterung des NSSV von Jugendlichen und jungen Erwachsenen häufig unterschieden (z. B. Resch 2017) zwischen dem NSSV als Ausdruck einer individuell betrachteten Störung der Selbstentwicklung und dem NSSV als Ausdruck eines interaktionellen Geschehens. Diese Trennung allerdings erscheint wenig plausibel. Denn die Entwicklung des Selbst kann nicht anders geschehen als in der Interaktion mit den wichtigen Bezugspersonen. Dabei muss die Entwicklung der gesamten Familie in den Blick kommen, und es ist mit Sicherheit kein Zufall, dass NSSV zu einem Zeitpunkt in Erscheinung tritt, an dem die wohl schwierigste normative Krise der Familienentwicklung von beiden Seiten, den Eltern in gleichem Maße wie von den Jugendlichen, bewältigt werden muss (siehe Abschnitt 9.7). Beide müssen den herausfordernden Schritt der Ablösung vollziehen, beide müssen ein Lebenskonzept für die nächsten Jahrzehnte entwickeln, beide müssen (wieder) lernen, einen Freundeskreis (wieder) aufzubauen und zu pflegen.

Im Falle des Auftretens von NSSV ist hypothetisch zu unterstellen, dass dieser Entwicklungsschritt nicht gelingt, weil die Entwicklungsdynamik der Familie aus unterschiedlichen Gründen erstarrt und blockiert ist. Die Jugendliche oder junge Erwachsene hat die Erfahrung gemacht, dass ihre Versuche, ihre eigenen Entwicklungsaufgaben anzugehen, an der Rigidität des Systems, möglicherweise auch an der Unbesprechbarkeit schwieriger und schlimmer Lebenserfahrungen, scheitern. Ähnlich wie im Fall von hoher Suizidalität von Jugendlichen (Rotthaus 2017) ist es deshalb nützlich, das NSSV als einen »cry for change« zu betrachten, als ein Schrei nach Veränderungen in dem relevanten Bezugssystem.

Ein weiterer Aspekt im Verständnis des nichtsuizidalen selbstverletzenden Verhaltens ist die Scham. Die Jugendliche oder junge Erwachsene empfindet Scham, die durch die Folgen der Selbstverletzungen ständig erneut ausgelöst wird. Versuche, die Narben zu verbergen, kosten Aufmerksamkeit und Kraft und fokussieren damit wiederum das schambehaftete Verhalten. Die Scham steigert dann die emotionale Erregung, und es entsteht ein Scham-Kreislauf, der zur Aufrechterhaltung des NSSV beiträgt.

Scham lässt sich beschreiben als eine entwertende, ablehnende, verachtende Sicht auf sich selbst. Sie ist verbunden mit vielfältigen Gefühlen und Handlungen: dem Erleben von Machtlosigkeit, einem depressiven Rückzug und Resignation einerseits sowie Ärger, Vorwürfen und Aggression andererseits. Scham ist oft unerträglich und wird abgewehrt. Diese Abwehr erklärt unter anderem das sehr charakteristische, teilweise auch aggressive Zurückweisen von Hilfe seitens der Jugendlichen und jungen Erwachsenen, die ein nichtsuizidales selbstverletzendes Verhalten zeigen.

Scham betrifft aber nicht nur die Betroffenen selbst, sondern ebenso ihre Angehörigen. Sobald sie von dem NSSV ihres Angehörigen erfahren, fühlen sie sich oft beschämt und reagieren selbst entweder depressiv und resigniert oder mit Vorwürfen, Ärger und aggressivem Verhalten. Das hinter der Scham und Beschämungsabwehr verborgene Erleben der Jugendlichen oder jungen Erwachsenen ist für Eltern dann schwer ansprechbar.

Werden Helferinnen und eben auch Therapeutinnen in das Geschehen involviert, müssen diese sich ebenfalls mit ihrer Scham über das eigene Erschrecken, das Erleben von Unverständnis, Verwirrung, Überforderung, gegebenenfalls von Ekel und Abwehr auseinandersetzen. Andernfalls laufen sie Gefahr, durch beschämende Reaktionen auf das Verhalten der Betroffenen den Schamkreislauf erneut zu befeuern. Insofern gilt die Aussage von Lea Schneider (2021), »Scham ist ansteckend«, nicht nur für die gleichaltrigen Peers, sondern auch für die Angehörigen und die Professionellen.

Nach der Bibel steht Scham am Beginn der Menschheitsgeschichte. Mit dem Gefühl der Scham bestraft Gott Adam und Eva für ihren Sündenfall. Ihr erster Sohn Kain tötet seinen Bruder Abel im Affekt, nachdem er von Gott beschämt worden war, der sein Opfer ignorierte. Zur Strafe kennzeichnete Gott ihn mit dem Kainsmal (ein beliebtes Tattoo-Motiv). Und Noah verfluchte seinen jüngsten Sohn Ham aus Scham, weil dieser ihn nackt gesehen hatte.

Schon diese drei Schamgeschichten zeigen, wie sehr Scham ein interaktionelles Geschehen ist und entscheidend mit dem Erleben von Zugehörigkeit zu tun hat. Brené Brown (nach Schneider 2021) spricht denn auch von der Angst vor Zugehörigkeitsverlust und der Scham als dem »Gefühl, dass nichts mehr zu retten sei, wenn andere einem auf die Schliche kommen«. Nach D. Charf (2019) ist Scham

»ein machtvoller Modulator von interpersoneller Bezogenheit und zerreißt die Verbindung zwischen Individuen«, während Lea Schneider (2021, S. 14) formuliert:

> »Scham hat ihren Ursprung gerade nicht darin, dass man etwas Verbotenes tut oder ist, sondern im Abreißen der Kommunikation, der Verbindung mit den anderen. Sie entsteht in dem Moment, in dem diese Verbindung plötzlich nicht selbstverständlich und die eigene Abhängigkeit dadurch umso entsetzlicher deutlich ist.«

Diese Skizze zu dem Phänomen der Scham soll verdeutlichen, wie wichtig es ist, das Beziehungsgeschehen in dem jeweils relevanten Bezugssystem zum Thema des therapeutischen Handelns zu machen. Hinweise auf den Kreislauf der Scham können allen Beteiligten helfen, die interpersonellen Konflikte, die mit dem NSSV verbunden sind, besser zu verstehen. Ziele der weiteren Arbeit mit allen Beteiligten, wenn auch je nach Situation in unterschiedlichen Settings, können dann unter anderem der Zuwachs an Selbstsicherheit und der Aufbau von Stolz sein, dem wichtigsten Gegenspieler von Scham. Hier wird systemische Ressourcenarbeit in den unterschiedlichsten Formen (Ressourcen-Genogramm, Ressourcen-Timeline – siehe Abschnitt 9.12 –, ressourcenorientiertes zirkuläres Fragen und Umdeuten) angewandt.

Wie in Abschnitt 5.2 ausführlich dargestellt, spielen in der Forschung zu NSSV die Funktionen dieses Verhaltens eine große Rolle. Das verweist darauf, dass in Fällen von NSSV die systemtherapeutische Annahme relativ deutlich erkennbar wird, dass kein Symptom überflüssig ist, sondern einen Sinn und Nutzen für die Betroffenen hat. In einigen Studien äußerten die Jugendlichen und jungen Erwachsenen selbst den Wunsch, den Sinn ihres Verhaltens besser zu verstehen. Dies ist auch gut nachzuvollziehen, da die selbstverletzende Handlung ja selbst einen Lösungsversuch ist mit dem Ziel, ein emotionales Gleichgewicht herzustellen – allerdings ein Lösungsversuch, der mit vielen Nachteilen behaftet ist. Erfahrungsgemäß lässt sich aber mit vielen Jugendlichen und jungen Erwachsenen, die selbstverletzendes Verhalten zeigen, recht gut darüber reden, welche Funktion oder welche Funktionen dieses Verhalten bei der jeweiligen Person haben könnte bzw. für welches Problem ihr Verhalten eine Lösung darstellt. Fällt es einer Klientin schwer, einen solchen Sinn zu erkennen, kann die Therapeutin über die unterschiedlichen, in der Literatur aufgeführten Funktionen informieren (siehe Abschnitt 5.2) oder von anderen Jugendlichen oder jungen Erwachsenen berichten, denen es gelungen ist, für sich einen bestimmten Sinn oder Nutzen ihres Verhaltens zu erkennen.

9 Systemtherapeutisches Vorgehen

9.1 Das Erstgespräch/Förderung der Therapiemotivation

NSSV wird von den meisten Jugendlichen und jungen Erwachsenen als eine sehr wirksame und vor allem leicht und schnell zu vollziehende Methode der Emotionsregulation erlebt, die allerdings neben der eigenen Scham zumeist heftige negative Reaktionen der Umwelt auslöst. Dies mag ein Grund dafür sein, dass die Inanspruchnahme professioneller Hilfe durch die Betroffenen vergleichsweise gering ausgeprägt ist. Nach Plener et al. (2012) nehmen nur 10 bis 12 % der Jugendlichen mit NSSV professionelle Hilfe in Anspruch. Übereinstimmend wird in der Literatur zudem über eine schwache Therapiemotivation der Jugendlichen und auch über eine geringe Durchhaltebereitschaft berichtet (u. a. Ougrin a. Zundel 2009, pp. 105). Die betroffenen Jugendlichen erleben häufig keinen Leidensdruck durch ihr NSSV. Sie betrachten es im Gegenteil als hilfreiche Problemlösestrategie, die sie nur ungern aufgeben möchten. Häufig werden Gespräche mit Fachleuten zudem als sehr wenig hilfreich beurteilt. (Siehe dazu die in den Abschnitten 6.1. und 6.6 referierten Wünsche und Forderungen von Menschen mit NSSV an die professionellen Helfer.) Befragungen von Jugendlichen, die ihr NSSV erfolgreich beendet hatten, verwiesen auf die positive Beziehung zu ihrer Beraterin oder Therapeutin als den wichtigsten Faktor dafür, dass sie durchgehalten hätten. Damit wurde einmal mehr deutlich, dass die Therapiemotivation nicht so sehr ein individuelles Merkmal ist, sondern ein Merkmal der therapeutischen Beziehung.

Auch die Eltern der Patientinnen wurden befragt. Diese äußerten Schuld- und Schamgefühle sowie Schwierigkeiten, das Verhalten ihrer Angehörigen zu verstehen. Darüber hinaus beklagten sie einen Mangel an fachlicher Unterstützung. Ougrin und Zundel (a. a. O.) schließen daraus, dass zu Beginn einer Therapie alle Personen mit NSSV im Hinblick auf ihre ganz persönlichen Bedürfnisse und ihre Gefährdungen eingeschätzt werden sollten. Diese Einschätzung der Hoffnungen, Wünsche und Erwartungen der Jugendlichen und jungen Erwachsenen an die Therapie – ein »Kerngeschäft« der Systemischen Therapeutin – müsse als ein bedeutsamer erster Schritt angesehen werden, damit die Betroffenen sich tatsächlich auf den therapeutischen Prozess einlassen.

Die Klärung von *Anlass und Anliegen* respektive des *Ziels* im ersten Kontakt mit der Jugendlichen oder jungen Erwachsenen ist deshalb sehr bedeutsam. Damit zeigt die Therapeutin Aufmerksamkeit und ihr persönliches Interesse an dieser einzigartigen Person und vermittelt ein Erleben von Kontrolle. Denn die Jugendliche oder junge Erwachsene definiert durch ihre Zielformulierung das Thema der Therapiegespräche. Auf diese Weise erfolgt die Begegnung auf etwa gleicher Augenhöhe.

Mit Fragen nach dem *Anlass* erkundet die Therapeutin, wieweit die Jugendliche oder junge Erwachsene selbstbestimmt zu dem Gespräch gekommen ist, beispielsweise weil sie sich durch ihr NSSV selbst erschreckt, belastet oder eingeschränkt fühlt. Oder hat äußerer Druck sie mehr oder weniger widerwillig zu diesem Gespräch veranlasst?

- Denkst du, du musst diese Stunde irgendwie durchhalten? Und erwartest du, von diesem Außendruck entlastet zu werden, wenn du dann erklärst, dass solche Gespräche dir gar nicht helfen?
- Wenn das der Fall ist: Wie könnten wir die Zeit so nutzen, dass du von dem Gespräch doch in irgendeiner Weise profitierst?
- Sollten wir vielleicht gar nicht über das NSSV, sondern über ein ganz anderes Thema sprechen, das dir in irgendeiner Weise wichtig ist?

Häufig empfiehlt es sich, die *Zielklärung* zunächst auf die erste Stunde selbst zu begrenzen:

- Wir werden die nächsten 50 oder 60 Minuten miteinander verbringen: Verbindest du irgendwelche Hoffnungen mit diesem Gespräch?
- Woran würdest du am Ende dieser Stunde erkennen, dass dieses Gespräch in irgendeiner Weise nützlich war?

- Nehmen wir einmal an, du würdest feststellen, dass das doch keine Zeitverschwendung war: Woran würdest du das erkennen?
- Stell dir vor, ich gäbe dir einen Zauberstab, mit dem du all das bewirken kannst, was du dir von diesem Gespräch wünscht: Was würde das sein?
- Was sonst noch?
- In welcher Weise wäre das gut für dich?
- Wenn du einmal etwas langfristiger schaust: Wie könnte dieses Gespräch für deine Zukunft nützlich sein?
- In welcher Weise wäre das gut für dich?

Ougrin und Zundel (a. a. O.) berichten, dass die Mehrzahl der Jugendlichen in ihrer Untersuchung auf solche Fragen den Wunsch geäußert hätte, sich selbst besser zu verstehen und von anderen besser verstanden zu werden. Sie hätten das Bedürfnis gehabt zu erkennen, dass ihr NSSV in irgendeiner Weise sinnvoll sei. Auch sei für sie hilfreich gewesen, von anderen jungen Menschen zu hören, die dasselbe Verhalten zeigen. Sie hätten sich dadurch »etwas normaler« gefühlt. Die Mehrzahl habe sich für alternative Möglichkeiten interessiert, Situationen von hohem Stress und emotionaler Belastung zu bewältigen.

In jedem Interview sei von den Jugendlichen und jungen Erwachsenen die Beziehung zu nahen Angehörigen thematisiert worden, teils in einer ambivalenten Art und Weise mit dem Wunsch einerseits, die Angehörigen zurückzustoßen und von ihnen in Ruhe gelassen zu werden, und dem Bedürfnis nach engen Familienbeziehungen andererseits. Die befragten Therapeutinnen hätten die Notwendigkeit hervorgehoben, die Familie in die Behandlung mit einzubeziehen in der Erwartung, dadurch den Durchhaltewillen der Jugendlichen zu stärken.

Im weiteren Verlauf des Therapiegesprächs folgt das *Erforschen des Ziels* ihrer Gesprächspartnerin in der bekannten Art und Weise. Das Ziel muss mit konkreten, anschaulichen Handlungen beschrieben und im Präsens formuliert sein. Dazu eignen sich unterschiedlich formulierte Zukunftsfragen, beispielsweise:

- Stell dir vor, in einem halben Jahr bist du zufrieden und hast kein Bedürfnis mehr, dich selbst zu verletzen: Wie verhältst du dich zu Hause, in der Schule, in der Freizeit?
- In welcher Weise denkst und fühlst du anders? Woran würde ich das erkennen (Mäuschenperspektive)?
- Wie verhalten sich die Personen um dich herum, wie denken und fühlen sie?
- In welcher Weise haben sich die Beziehungen innerhalb der Familie (deine zur Mutter, deine zum Vater, die der Eltern untereinander etc.) und auch zu Freunden im Vergleich zu heute verändert?
- Wie schätzt du deine Situation heute ein?
- Wenn auf einer Zielerreichungsskala von 1 bis 10 die 1 die allergrößte Entfernung von dem Ziel bedeuten würde, die 10 demgegenüber die optimale Zielerreichung: An welchem Punkt befindest du dich heute?
- Warum schätzt du die Situation nicht schlechter ein?
- Was wäre anders, wenn du in drei Tagen dein Verhalten um einen halben Punkt höher einschätzen würdest?
- Woran würdest du in den nächsten Tagen bemerken, dass du bereits erste Schritte in Richtung auf dein Ziel machst?
- Wie erreichst du es, in den folgenden Tagen und Wochen auf diesem Wege zu bleiben?
- Wer bemerkt als Erste oder Erster diese kleinen Schritte in Richtung auf dein Ziel? Woran merkt er oder sie das?
- Wer wäre am meisten überrascht, wer wäre am wenigsten überrascht, wenn du das NSSV aufgeben würdest?
- Wer könnte dich unterstützen, dein Verhalten zu ändern?
- Und wer oder was könnte dich am ehesten wieder davon abbringen?

Grundsätzlich lässt sich durch zwei Einschätzungen auf einer Skala von 1 bis 10 die Höhe der *Motivation zur therapeutischen Arbeit* einschätzen:

- Wie wichtig ist dir dein Ziel?

  1________________5________________10

Wird das Ziel als wenig bedeutsam angekreuzt, lohnt es sich für die Patientin nicht, sich große Mühe zu geben. Mit einer hohen Mitarbeitsbereitschaft ist nicht zu rechnen. Gegebenenfalls sind alternative Ziele zu erarbeiten.

- In welchem Maße verfügst du über die Fähigkeiten, das Ziel zu erreichen?

  1________________5________________10

Werden die Fähigkeiten als gering eingeschätzt, ist es für die Patientin ebenfalls wenig lohnend, viel Mühe und Arbeit in das Erreichen des Zieles zu setzen. Die Therapeutin kann die Selbstbeurteilung noch hinterfragen:

- Wieso schätzt du deine Fähigkeiten nicht geringer ein?

In der Antwort auf diese Frage werden zumindest einige Fähigkeiten benannt. Oder:

- Wie kommst du auf die Idee, über so geringe Fähigkeiten zur Zielerreichung zu verfügen?
- Welche Fähigkeiten genau brauchtest du, um dein Ziel zu erreichen?
- Wer könnte dir dabei behilflich sein, diese wichtigen Fähigkeiten zu entwickeln?

Grundsätzlich sollte in solchen Fällen zunächst Ressourcenarbeit durchgeführt werden, beispielsweise mit einer Ressourcen-Timeline (siehe Abschnitt 9.12).

Selbstverständlich darf die Therapeutin sich keineswegs sicher sein, dass ihr Gegenüber ihr NSSV beenden will. Wenn sie ihre Entschlossenheit äußert, mit dem selbstverletzenden Verhalten fortzufahren, ist es notwendig, dieses zunächst zu akzeptieren und zu würdigen.

O. K., das selbstverletzende Verhalten scheint dir gut zu helfen, wenn du dich ärgerlich, aufgebracht, wütend, zornig, zurückgewiesen, zurückgestoßen, alleingelassen, hilflos, resigniert, ohnmächtig fühlst und diese Gefühle eine Stärke erreichen, dass du sie nicht mehr glaubst aushalten zu können. Dann kann ich verstehen, dass du das NSSV beibehalten willst. Gibt es auch Nachteile oder Dinge, die dich irgendwie dabei stören?

Ich habe den Eindruck, du hast dir schon viele Gedanken über die Vor- und Nachteile des NSSV gemacht. Du bist offensichtlich ein Mensch, der sehr reflektiert ist. Und du bist auch in der Lage zu sehen, dass alles, was man tut, zwei Seiten hat.

Diese *Ambivalenz zu erforschen,* ist fast immer lohnend.

- Was ist gut an dem selbstverletzenden Verhalten? Und was ist nicht so gut?
- Was löst das NSSV bei dir aus? Was bewirkt beispielsweise das Schneiden unmittelbar?
- Was bewirkt es dann in der Zeit danach?
- Was löst das NSSV bei anderen Personen aus?
- Wie beeinflusst es deine Beziehungen?
- Gibt es manchmal eine ganz leise Stimme in dir, die in der aktuellen Situation rät, etwas anderes zu tun, als dich selbst zu verletzen?
- Was könnte dieses »andere« sein?
- Hat das weniger Nachteile?«
- Ich gehe davon aus, dass es einen sehr, sehr wichtigen Grund gibt, dass du dich immer wieder dazu entscheidest, dich selbst zu verletzen. Denkst du, es könnte ein Ziel gemeinsamer Gespräche werden, diesen guten Grund für das selbstverletzende Verhalten herauszufinden?
- Wir könnten aber auch den Schwerpunkt darauf setzen herauszufinden, welche Alternativen es für das NSSV geben könnte, die mit geringeren Nachteilen verbunden sind.
- [Bei Widerstand und dem Hinweis »Die meisten meiner Freunde ritzen sich«]:
- Heißt das: Wenn du das Ritzen aufgeben würdest, würdest du deine Freunde verlieren?

Innerhalb des Gespräches sollte die Therapeutin immer mal wieder Zusammenfassungen vornehmen und danach fragen, ob sie alles gut verstanden hat.

9.2 Fragen zur Einschätzung des NSSV

Fragen zum »Wie«

- Wie häufig verletzt du dich selbst?
- Auf welche Weise verletzt du dich?
- An welchen Körperteilen verletzt du dich?
- Hast du ein festes Ritual?
- Wie viel Zeit verbringst du mit dem Gedanken, dich selbst zu verletzen?
- Und wie viel Zeit vergeht zwischen dem Entschluss, dich selbst zu verletzen, und der Handlung?
- In welchem Ausmaß empfindest du Schmerzen bei der Selbstverletzung (Skalieren: 0 = gar keine bis 10 = sehr heftige)?

Fragen zum »Wann«

- Wann entscheidest du dich, dich selbst zu verletzen?
- Welche Gefühle machen dir so viel Druck, dass du dich selbst verletzt? Ist es Verzweiflung, Hoffnungslosigkeit, unerträgliche Angst, Wut, Zorn, Resignation oder …?
- Beschreib doch einmal, wie sich eine typische Situation entwickelt, in der du dich schließlich selbst verletzt?
- Welche Gedanken gehen dir in diesen Situationen durch den Kopf?
- Trinkst du in solchen Situationen Alkohol oder nimmst du Drogen?
- Hast du in solchen Situationen auch schon einmal Gedanken an Suizid gehabt?
- Was waren in der letzten Zeit die längsten Intervalle ohne Selbstverletzung?
- Wie war das so lange möglich? Was hast du anstelle des selbstverletzenden Verhaltens gemacht? Und wie erfolgreich war das?

Fragen zum Problemerleben

- Musstest du schon mal zur Wundversorgung in ein Krankenhaus gehen?
- Denkst du, dass dein selbstverletzendes Verhalten ein ernsthaftes Problem ist?
- Woran würdest du gegebenenfalls merken, dass das selbstverletzende Verhalten ein Problem ist?
- Wer kontrolliert zum gegenwärtigen Zeitpunkt dein Leben: das selbstverletzende Verhalten oder du?
- Wie schätzen deine Familienmitglieder und deine Freunde dein selbstverletzendes Verhalten ein?
- Halten Sie es für ein Problem?
- Weißt du, warum sie es für ein Problem halten?

Fragen zur Änderungsmotivation

- Weshalb möchtest du mit deinem selbstverletzenden Verhalten aufhören?
- Was würde sich verbessern, wenn du dich nicht mehr selbst verletzen würdest?
- Gibt es auch Dinge, die sich dadurch verschlechtern würden?
- Wie würden deine Familienmitglieder und deine Freunde reagieren, wenn du dich nicht mehr verletzen würdest?
- Was hindert dich im Augenblick daran, mit dem selbstverletzenden Verhalten aufzuhören?
- Wozu brauchst du es?
- Was müsste sich ändern, damit du mit dem selbstverletzenden Verhalten aufhörst?
- Was wäre der erste wichtige Schritt dabei?

Fragen zu früheren Behandlungen

- Hast du schon einmal professionelle Hilfe in Anspruch genommen?
- Was hat dir geholfen, und was hat dir gar nicht geholfen?
- Wie endete die Behandlung?
- Woran würde ich merken, wenn du die Arbeit mit mir auch nicht mehr für nützlich hältst?
- Würdest du mich frühzeitig darauf hinweisen?
- Und was sollte ich dann deiner Meinung nach tun?

Fragen zur Entwicklung des NSSV

- Wann hast du begonnen, an NSSV zu denken?
- Wodurch wurden deine Gedanken an NSSV ausgelöst?
- Was genau hast du dann gedacht, getan oder gefühlt, bevor du dich selbst verletzt hast?
- Welche Empfindungen hast du in deinem Körper wahrgenommen?
- Und wann hast du dich dafür entschieden?
- Was ist in der Zwischenzeit geschehen?
- Was geschah vor dieser ersten selbstverletzenden Handlung?
- Was genau war das Besondere in dieser Situation, dass du dich zum NSSV entschieden hast (z. B. besonderer Stress, besonders heftige Gefühle, Alkohol, Drogen, wenig Schlaf)?
- War jemand anderes daran beteiligt?
- Was hast du direkt nach deiner ersten selbstverletzenden Handlung empfunden und gedacht?
- Wie ging es dir etwas später, und wie siehst du das jetzt?
- Hat sich deine Spannung verändert?
- Welche Wirkung hatte dein Verhalten auf die Personen deiner Umgebung?
- Wie haben die reagiert?

Lösungsansätze

- An welchem Punkt hättest du dein NSSV noch verhindern können, wenn du genug Kraft und Entschiedenheit dazu gehabt hättest?
- Welche Fertigkeiten hättest du anwenden können?
- Was hat dich an der Anwendung dieser Fertigkeiten gehindert?
- Was oder wer hätte dir helfen können?

Prävention

- Was könntest du in Zukunft tun, um eine solche Entwicklung rechtzeitig zu verhindern?
- Wie kannst du dich vorbereiten, damit dir das beim nächsten Mal gelingt?
- Und falls dir das einmal nicht gelingen sollte: Was kannst du dann tun, damit dich die Tatsache, dass du dich doch wieder selbst verletzt hast, nicht runterzieht?

Fragen zur Onlineaktivität

Im englischsprachigen Raum (Duggan et al. 2012; Whitlock et al. 2007) sind Beispielfragen zur Erfassung der Onlineaktivität zu NSSV erarbeitet worden, die von Kraus und In-Albon (2022) übersetzt wurden. Sie dienen als Grundlage für eine Erörterung der Vor- und Nachteile der Onlineaktivität von Jugendlichen im Hinblick auf ihr NSSV. Die Autoren betonen, dass es wichtig sei, die Häufigkeit, die Dauer und den Zeitpunkt zu erfragen.

Beispielfragen zur Erfassung der Onlineaktivität zu NSSV

- Welche Websites zu NSSV-Inhalten besuchst du?
- Werden diese professionell angeleitet bzw. moderiert?
- Was tust du auf diesen Seiten (chatten, lesen, dich informieren)?
- Bei welchen sozialen Netzwerken bist du Mitglied (beispielsweise Instagram, Snapchat, Facebook, Twitter o. Ä.)?

- Bist du online mit Personen mit NSSV befreundet?
- Bist du in einer Gruppe, die sich mit NSSV beschäftigt (wenn ja: pro oder kontra NSSV)? Und ist diese professionell moderiert?
- Werden dort Bilder oder Videos gepostet?
- Was tust du auf diesen Seiten?
- Besuchst du Seiten mit Bild- oder Videomaterial zu NSSV?
- Welche Art von Videos oder Bildern schaust du an? Sind sie pro, kontra oder neutral zu NSSV? Wie geht es dir während des Anschauens und wie danach? Gibt es auch Inhalte, die ganz besondere Gefühle bei dir auslösen?
- Postest du selbst Bild- oder Videomaterial? Wenn ja, Material welcher Art? Wie reagieren andere darauf? Geben sie Kommentare oder kreuzen sie Likes an? Erlebst du die Reaktionen als soziale Bestätigung?

Weitere spezifische Fragen zu NSSV und Onlineaktivität

- Hat sich dein NSSV ab dem Beginn der Onlineaktivität verändert? Ist es häufiger oder seltener geworden? Hat sich die Schwere oder die Methode deiner Verletzungen geändert?
- Verletzt du dich vor oder nach der Onlineaktivität zu NSSV? Was tust, fühlst und denkst du vor, während und nach deiner Onlineaktivität?
- Hat deine Onlineaktivität Einfluss auf deine Stimmung?
- Was erhoffst du dir von der online Aktivität zu NSSV? Möchtest du dich einfach nur informieren? Oder möchtest du in Kontakt und Austausch zu anderen mit ähnlichen Interessen kommen?
- Tauschst du dich auch in Gruppenchats oder bei Messanger-Anbietern oder in sogenannten »Triggergruppen« über NSSV aus?

9.3 Hohen Stress und emotionale Belastung bewältigen

Stress ist eine wichtige Reaktion des Organismus auf Bedrohungen. In der ersten Stressphase kommt es zu einer Aktivierung des sympathischen Nervensystems: Es steigen die Körperspannung, der Blutzucker, der Herzschlag, der Blutdruck und die Schweißproduktion. Damit stellt der Körper die notwendigen Ressourcen bereit, um möglichst effektiv die Gefahr bekämpfen bzw. vor der Gefahr fliehen zu können oder um zu erstarren, um beispielsweise von dem Fressfeind nicht erkannt zu werden.

Nach etwa 20 Minuten beginnt die zweite Stressphase, die durch das Hormon Cortisol bestimmt wird. Dadurch wird das Immunsystem gehemmt, Entzündungsreaktionen werden gemildert und Proteine aus den Muskeln in Glukose und Fett verwandelt, um kurzfristig Energiereserven zu mobilisieren. Anhaltend hohe Cortisolpegel allerdings beeinträchtigen die Entwicklung des präfrontalen Kortex und des Hippocampus, die für die Regulation von Emotionen und Stress von Bedeutung sind. Chronischer Stress reduziert auf diese Weise die Fähigkeit zu einer Impulskontrolle und zu einer adäquaten Stress- und Emotionsregulation (Aron 2011). Lang anhaltend erhöhter Cortisolspiegel geht mit reduzierter Aktivität und gedrückter Stimmung einher.

Das Eingebundensein in eine soziale Gemeinschaft mildert üblicherweise das Stresserleben. Bleiben Stresszustände jedoch länger bestehen, bedingen sie eine Veränderung des emotionalen Erlebens. Negative Emotionen und Verstimmungen nehmen zu, während die Wahrnehmung positiver Emotionen beeinträchtigt wird. Ärger und Wut kann zunächst eine Form der Stressbewältigung sein. Kommt es jedoch dadurch zu negativen Reaktionen bei Personen der Umwelt und darauf aufbauend zu (weiteren) Konflikten, werden die belastenden Emotionen aufrechterhalten oder sogar noch verstärkt. Nicht selten führt dies zu einem selbst gewählten Rückzug der Jugendlichen. Es wird dann weniger Zeit in die Pflege von Freundschaften investiert, stattdessen viel Zeit mit dem Kreisen um die eigenen Probleme verbracht. Interessen und Sorgen anderer werden kaum noch zur Kenntnis genommen (»Mir allein geht es so schlecht«), von anderen kommende neue Impulse bewirken keine Veränderungen mehr im Denken und Handeln.

Beim Auftreten von Stress spielen Bewertungsprozesse eine große Rolle. Der Psychologe Richard Lazarus (1999) hat ein Transaktionales Stressmodell entwickelt. Wie der Name sagt, betrachtet er Stresssituationen als komplexe Wechselwirkungsprozesse zwischen den Anforderungen der Situation und der handelnden Person. Nicht die (objektive) Beschaffenheit der Reize oder Situationen sind danach von zentraler Bedeutung für die Stressreaktion, sondern deren (subjektive) Bewertung durch die Betroffenen. Jeder Mensch bewertet Situationen und deren Bedrohlichkeit und Belastung unterschiedlich: Was für die eine Betroffene Stress bedeutet, wird von einer anderen noch als Herausforderung empfunden, die bewältigt werden kann. Demgegenüber entsteht Stress, wenn eine herausfordernde Situation die Möglichkeiten und Ressourcen eines Menschen übersteigt, das heißt: wenn die persönlichen Bewältigungsmöglichkeiten nicht mehr ausreichen.

Dabei unterscheidet Lazarus drei Ebenen der Bewertung: In der ersten Ebene beschäftigen sich Betroffene mit der Frage, ob eine Situation wichtig oder unwichtig ist. Sodann erfolgt bei relevanten Ereignissen die Einschätzung (zweite Ebene), ob die persönlichen Ressourcen und Möglichkeiten ausreichen, um die Situation zu bewältigen. In der sekundären Bewertung wird überprüft, welche Ressourcen für die Bewältigung der Situation zur Verfügung stehen. Es wird eine Bewältigungsstrategie entworfen, die von der Situation sowie von den Eigenschaften und kognitiven Strukturen der Person abhängig ist. Dieser Umgang mit einer Bedrohung wird Coping genannt. Einsetzbare Verhaltensweisen sind beispielsweise Aggression, Flucht, Verhaltensänderung oder Verleugnung der Situation. Im dritten Schritt wird der Erfolg der Bewältigungsstrategie eingeschätzt; die erste Überprüfung wird möglicherweise in positiver oder negativer Weise neu bewertet.

Im Weiteren unterscheidet Lazarus drei Arten des Copings: Das problemorientierte Coping zielt darauf ab, durch ein geeignetes Verhalten eine Abschwächung oder Beseitigung des Problems zu erreichen und dadurch zu einer Lösung zu kommen. Dabei werden praktische Fertigkeiten, insbesondere interpersonelle Fertigkeiten, eingesetzt. In einem solchen Fall spricht eine Person beispielsweise andere Personen aktiv an, damit die belastende Situation auf irgendeine Weise verändert wird. Emotionsorientiertes Coping bezieht sich demgegenüber auf die Kontrolle der emotionalen Stressreaktion, beispielsweise durch Vermeidung, eine Distanzierung, eine selektive Aufmerksamkeit, eine positive Umdeutung, durch sportliche Betätigung oder Meditation. In diesem Fall konzentriert sich die Person nicht auf die Ursache der Belastung, sondern auf ihre eigene Reaktion auf die belastende Situation. Die dritte Copingform, das bewertungsorientierte Coping, besteht in einer Neubewertung der Situation, sodass sie beispielsweise nicht mehr als Bedrohung, sondern nur noch als Herausforderung wahrgenommen wird.

Im Einzelnen können die folgenden Copingstrategien in einer Beratung oder Therapie mit einer Jugendlichen oder einer jungen Erwachsenen entwickelt und verstärkt werden:

Positive Neubewertung

Die positive Neubewertung (bewertungsorientiertes Coping) basiert auf der uralten Überzeugung, die der griechische Philosoph Epiktet im 1. Jahrhundert n. Chr. mit den Worten formulierte: »Nicht die Dinge selbst beunruhigen uns, sondern die Meinungen, die wir über die Dinge haben.« Die Neubewertung setzt deshalb nicht am Problem selbst an, sondern fokussiert die Art und Weise, wie die Betroffene über das Problem spricht. Die Therapeutin begegnet der Jugendlichen oder jungen Erwachsenen mit der Haltung einer wertschätzenden Neugier, die auch ein Nicht-Verstehen der auf bestimmten Vorannahmen beruhenden Bewertung der Situation seitens ihrer Klientin mit einschließt. Sie regt damit die Bereitschaft ihrer Gesprächspartnerin an, die eigenen Beschreibungen in einem anderen Licht zu betrachten. Dies ist das »Kerngeschäft« systemischer Praxis (von Schlippe u. Schweitzer 2009, S. 76). Denn systemtherapeutisches Denken geht davon aus, dass Menschen Realität gemeinsam mit anderen erzeugen. Und sie geben den Dingen Bedeutung, indem sie beispielsweise bestimmte Aspekte fokussieren und andere beiseitelassen. Zudem stellen sie ihre Beschreibung in einen bestimmten Kontext, der wiederum über die Bedeutung der Beschreibung entscheidet. Wird die Beschreibung in einen anderen Rahmen gestellt (beispielsweise durch ein Reframing), kann sich Bewertung der Situation entscheidend verändern.

Wenn also die Bedeutungszuschreibung der Jugendlichen oder jungen Erwachsenen zu einem bestimmten Geschehen eine hohe emotionale Belastung darstellt, könnten folgende Fragen hilfreich sein:

- Wie bist du zu dieser Überzeugung gelangt?
- Wer oder was hat dich auf diese Idee gebracht?
- Gab es andere Personen, die diese Situation anders bewertet haben?
- Vor einer Woche habe ich mit einer Jugendlichen geredet, die einer ganz ähnlichen Situation eine völlig andere Bedeutung gegeben hat.
- Hatte es auch einen Vorteil, dass du die Situation so bewertest?
- Kannst du dich auf ein Gedankenspiel einlassen: Wenn du das Verhalten deiner Mutter als Sorge um dich und einen verzweifelten Versuch betrachten könntest, dir wieder näher zu sein, würdest du dann etwas weniger leiden?

Letztlich kann das ganze Arsenal zirkulärer und sonstiger systemischer Fragen einer Neubewertung dienen, beispielsweise

- Fragen nach Unterschieden und Übereinstimmungen in den Sicht- und Erlebensweisen
- Fragen nach der Zirkularität der Beziehungen
- Fragen nach der Zirkularität des Verhaltens und Erlebens
- Fragen nach individuellen und familiären Werten
- hypothetische Fragen nach anderen Umständen oder anderen Entscheidungen
- Verschlimmerungsfragen und viele andere mehr.

Soziale Unterstützung

Soziale Unterstützung ist ein wichtiger Faktor für die Stressbewältigung. Eine positive Unterstützung seitens naher Bezugspersonen und ihre Bereitschaft, Veränderungen in Beziehungen und Verhaltensweisen zu vollziehen, sind grundlegend für die Überwindung selbstverletzender Handlungen. Hier können die Befunde zu suizidalen Krisen von Jugendlichen herangezogen werden, bei denen sich die Eltern (und nicht Peers) als die entscheidenden »gatekeeper«

herausgestellt haben. Darüber hinaus kann auch die Peergruppe, können Freundinnen und Freunde bei der Bewältigung emotionaler Krisen unterstützend wirken. Wenn die Jugendliche oder junge Erwachsene sich selbst um die soziale Unterstützung und eine Veränderung der Bedingungen in ihrer Umwelt bemüht, spricht man von problemorientiertem Coping.

Aktive Akzeptanz

Akzeptanz gilt als eine der Säulen der Resilienz und eine wichtige Intervention im Umgang mit Belastungen. Wer eine Belastung aktiv akzeptiert und emotional als ein Geschehen annimmt, das zur eigenen Person gehört, ändert den Stressor und richtet den Blick in die Zukunft. Er macht damit einen Schritt aus dem Tal der Tränen und aktiviert seine Bewältigungskompetenzen. Hier handelt es sich also um eine Form des emotionsorientierten Copings, für das es in Abschnitt 6.6 noch viele weitere Beispiele gibt.

Humor

Humor lässt sich als die Königinnendisziplin der Bewältigungskompetenzen beschreiben. Sie setzt voraus, dass die Betroffene einen Schritt zurücktritt und das belastende Geschehen aus einer Distanz betrachtet. Sie entfernt sich damit emotional und nimmt eine neue Bewertung vor, erkennt beispielsweise das Lächerliche oder Komische in der als so belastend erlebten Bewertung des Stressreizes oder das Absurde. Häufig ist damit ein Reframing der Situation verbunden.

Religion

Ein Glaubenssystem kann helfen, dem Stressereignis einen Sinn zu geben. Ihm wird damit eine Bedeutung zugeschrieben, die es nahelegt, das Geschehen als eine Herausforderung zu betrachten, die zu persönlichem Wachstum führen kann.

Herauslassen von Emotionen

Ein Herausschreien von heftigen Emotionen wie Ärger, Wut oder Trauer wird häufig als hilfreich angesehen. Das mag für den Augenblick gelten, führt aber längerfristig eher zu einer Verstärkung der negativen Gefühle. Doch gibt es eine Ausnahme: Wenn beispielsweise vor oder im Verlauf eines Therapiegespräches die Kommunikation aufgrund einer offensichtlich starken inneren Erregung stockt, kann ein Herauslassen der Emotionen eine Bereitschaft für das weitere Gespräch und eine Offenheit für eine Neubewertung des Stressors bewirken.

9.4 Das soziale Atom

Untersuchungen über die Wirksamkeit der unterschiedlichen Therapiekonzepte verweisen immer wieder auf die Bedeutsamkeit der Einbeziehung der Eltern bzw. der Familie. Als Ziele werden unter anderem eine Stärkung der elterlichen Beziehung zu ihrer Jugendlichen oder jungen Erwachsenen, die Verbesserung der innerfamiliären Kommunikation und die Förderung der familiären Konfliktlösungskompetenz beschrieben (siehe unter anderem Whitlock u. Selekman 2013, S. 30 ff.; Muehlenkamp et al. 2013). Zugleich wird hervorgehoben, dass NSSV häufig in der Folge von Auseinandersetzungen mit den Eltern und dem Erleben von Ausschluss und Zurückweisung auftritt. Auch ein Mangel an Freunden und Mobbing bei gleichzeitig geringer innerfamiliärer Bindung werden als Begründung für die Empfehlung aufgeführt, die zwischenmenschlichen Probleme der Jugendlichen und jungen Erwachsenen zu erfragen. Hierfür eignet sich die Methode des sozialen Atoms. Es dient ganz im Sinne seines Erfinders Moreno dazu, soziale Beziehungen und emotionale Prozesse darzustellen und ihre Wirkungen zu analysieren.

Gemeinsam mit der Jugendlichen oder jungen Erwachsenen wird ein anschauliches Bild seiner Beziehungswelt erarbeitet. In die Mitte eines größeren Papierbogens wird ein Symbol gezeichnet, das die Klientin repräsentiert. Die Personen, die die Klientin als für sich und ihr Leben am bedeutsamsten empfindet, werden um dieses Symbol herum angeordnet, wobei die Entfernung emotionale Nähe bzw. Distanz ausdrückt. Wichtig ist die subjektiv erlebte psychische Relevanz der Beziehungen, unabhängig davon, ob es sich um positive oder negative Beziehungen handelt.

In therapeutischen oder beraterischen Kontexten ist das soziale Atom aus Morenos Sicht von höchster Relevanz, da für ihn »nicht das Individuum, sondern das soziale Atom die kleinste Einheit« (Moreno 1981, S. 93) jeder psychologischen und soziologischen Betrachtung darstellt. Hier trifft sich Morenos Sicht mit der systemischen Überzeugung, dass das Symptom nicht in der Person, sondern in seinen wichtigen Beziehungen verortet ist.

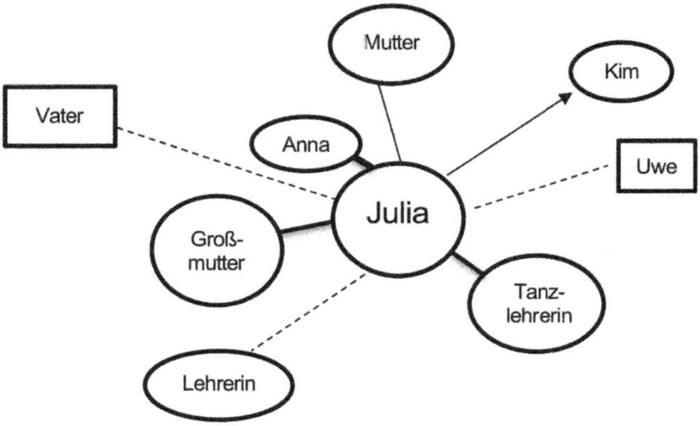

Abb. 3: Soziales Atom

In diesem Bild wird nur nach positiven (durchgezogener Strich), negativen (punktierter Strich) und nicht erwiderten Beziehungen (Pfeil) unterschieden. Es können aber je nach Bedarf auch differenziertere Beziehungsbeschreibungen (z. B. ambivalente oder kongruente/inkongruente Beziehungen) gekennzeichnet werden.

Mit den nachfolgenden Fragen lassen sich die wichtigen Beziehungen genauer erforschen (in Anlehnung an Ougrin et al. 2009, S. 234 ff.):

- Welche dieser Beziehungen ist für dich die wichtigste?
- Welche dieser Beziehungen hat öfter Aufregung und Ärger bei dir ausgelöst?
- Welche dieser Beziehungen sind durch dein NSSV am meisten beeinflusst?
- Welche dieser Beziehungen sollten sich nach Möglichkeit verändern?

- Was kannst du Gutes über deine Mutter (deinen Vater, deine Freundin etc.) berichten?
- Welche Dinge sind nicht so gut bei deiner Mutter?
- Welche Dinge laufen gut in eurer Beziehung und welche nicht so gut?
- Wann klappt eure Beziehung am besten und wann am schlechtesten?
- Hast du je mit deiner Mutter über deine Gefühle gesprochen?
- Was möchtest du in deiner Beziehung zu deiner Mutter gerne ändern? … Warum?
- Denkst du, dass deine Mutter einige Aspekte eurer Beziehung selbst gerne ändern würde?
- Welche Dinge in eurer Beziehung sollen deiner Meinung nach so bleiben, wie sie sind? … Warum?
- Gibt es Dinge, bei denen du und deine Mutter unterschiedlicher Meinung sind? … Welche sind das?
- Was geschieht, wenn du mit deiner Mutter darüber sprechen möchtest?
- Wie fühlst du dich dann? Was tust du dann? Was tut deine Mutter daraufhin, was dich auf die Palme bringt?
- Wie fühlt sich deiner Meinung nach deine Mutter in dieser Situation? … Was tut sie dann? Gibt es daraufhin irgendetwas, was du tust, worüber deine Mutter sich aufregt?
- Hast du deiner Mutter je gesagt, wie du dich fühlst?
- Hast du dich je dafür interessiert, wie sich deine Mutter wohlfühlt?
- Was passiert deiner Meinung nach, wenn Personen sich für die Gefühle der anderen interessieren?

- Was könnte deine Beziehung zu deiner Mutter verbessern?
- Was könnte der erste kleine Schritt sein, mit dem du die Beziehung verbessern könntest?
- Inwiefern könntest du in euren Auseinandersetzungen anders handeln?
- Was könnte passieren, wenn du deiner Mutter sagen würdest, wie du dich fühlst?
- Was würde passieren, wenn du dich dafür interessieren würdest, wie deine Mutter sich fühlt?

- Was würde geschehen, wenn du deiner Mutter einen Kompromiss anbieten würdest? ... Wie könnte er aussehen?
- Wie könnte sich eure Beziehung ändern, wenn ihr mehr schöne Dinge zusammen unternehmen würdet? Was könnte das sein?
- Wie würde sich eure Beziehung ändern, wenn du ohne besonderen Grund etwas Nettes für deine Mutter tun würdest? Was könnte das sein?

Die Arbeit mit dem sozialen Atom lässt sich auf mannigfache Weise variieren: Es können die Veränderungen im Laufe der Zeit, beispielsweise vor und nach einem kritischen Lebensereignis wie dem Tod oder der (psychischen) Erkrankung eines nahen Angehörigen, dargestellt werden. Oder es lässt sich aus dem Ist-Bild ein Wunsch-Bild entwickeln, das dann als Grundlage für die Erörterung über die jeweils notwendigen Schritte dienen kann.

Stimmer und Stimmer (2008) haben eine Software entwickelt, mit der sich soziokulturelle Atome gemeinsam mit dem Klienten am Computer erstellen und verändern lassen (Demoversion verfügbar unter: www.netzwerk-coaching-system.de [10.03.2023]).

9.5 Therapeutische Gespräche mit den Familienmitgliedern

Wie in Abschnitt 5.1.2 ausführlich dargestellt, stellen familiäre Einflüsse den weitaus bedeutendsten Risikofaktor für das Auftreten von NSSV dar. Es besteht in der Literatur deshalb eine hohe Übereinstimmung im Hinblick auf die Notwendigkeit von Eltern- bzw. Familienarbeit. Begegnet die Therapeutin den Eltern aus Anlass des selbstverletzenden Verhaltens ihres Familienmitglieds erstmalig, stehen häufig massive familiäre Konflikte im Vordergrund. Dabei ist zumeist unklar, ob diese Konflikte dem NSSV vorausgingen oder ob sie dadurch ausgelöst wurden. Eltern reagieren fast immer erschrocken, schockiert und entsetzt, wenn sie zum ersten Mal feststellen, dass ihre Tochter sich selbst verletzt. Ein solches Verhalten kann für Eltern derartig unfassbar sein, dass sie es verleugnen und tatsächlich über lange Zeit nicht wahrnehmen – zumal wenn die Jugendliche oder junge Erwachsene auf diese Verleugnung hin mit Enttäuschung und Rückzug reagiert.

Wenn Eltern über längere Zeit nicht wahrnehmen, dass ihre Tochter sich ritzt und selbst verletzt, muss das keineswegs als ein Zeichen von Desinteresse gelten. Jugendliche und junge Erwachsene sind oft Meisterinnen im Verstecken ihrer Wunden und Narben. Gerade Eltern, die die pubertären Schamgrenzen ihrer Tochter wahren und Achtung vor ihren Autonomiebestrebungen zeigen, sehen sich dann plötzlich konfrontiert mit einem Geschehen, das sie nicht für möglich gehalten haben. Sie machen sich heftige Vorwürfe, die häufig getragen werden von Schuldgefühlen und dem Ringen mit der Frage, was sie denn falsch gemacht hätten. Solche Selbstquälereien muss die Therapeutin würdigen, aber möglichst schnell den Blick in Richtung Zukunft richten. In der Therapie geht es nicht um Ursachenforschung. Vielmehr ist die Arbeit mit den Eltern bzw. der ganzen Familie wichtig, weil alle Familienmitglieder, insbesondere die Eltern, ein wichtiger Teil der Lösung sind.

Obwohl das NSSV als ein »cry for change« in ihrem relevanten sozialen Umfeld zu verstehen ist, reagieren manche Jugendliche zunächst zurückhaltend bis ablehnend auf den Vorschlag der Therapeutin, die Eltern bzw. die Familie zu Gesprächen einzuladen. Zu groß ist die Scham über das eigene Verhalten, die es wiederum den Eltern schwer gemacht hat, ihre Beobachtungen, die auf NSSV verwiesen, anzusprechen. Zu groß sind wahrscheinlich auch Enttäuschung, Resignation oder Wut über die Reaktion der Eltern in den vergangenen Monaten und Jahren sowie das Erleben, kein Verständnis gefunden zu haben. In solchen Fällen sollte die Systemische Therapeutin ihre Überzeugung verdeutlichen, dass in einer Familie das Verhalten des Einzelnen mit dem Verhalten des anderen eng zusammenhängt und ihrer Meinung nach alle Familienmitglieder, zumindest aber die Mutter und der Vater, ihren Beitrag zur Lösung des Problems leisten sollten. Natürlich werde sie nicht entgegen den Wünschen ihrer Patientin handeln. Aber zumindest im weiteren Verlauf halte sie Familiengespräche für unverzichtbar, um zu einem wirklich guten Ergebnis zu kommen. Sie kann dann mit ihrer Klientin erörtern, ob sie einverstanden ist, dass sie jetzt schon Gespräche mit den Eltern ohne die Klientin führt, oder ob diese darauf besteht, dass auch reine Elterngespräche vorläufig nicht stattfinden sollen. Wichtig ist, nicht über den Kopf der Jugendlichen oder jungen Erwachsenen hinweg zu handeln, sondern ihr die Kontrolle zuzugestehen. Die Förderung des Kontrollerlebens des Jugendlichen sollte die Therapeutin immer als zentrales Therapieziel ansehen (siehe auch Abschnitt 9.10).

Die weiteren einzeltherapeutischen Gespräche können unter anderem dafür genutzt werden, die Familiengespräche vorzubereiten, wie es Schmid und Libal (2010) grundsätzlich für sinnvoll halten. Dabei können beispielsweise die Erwartungen der Klientin erörtert werden, wie ihre Mutter, ihr Vater, ihre Geschwister sich zu ihrem selbstverletzenden Verhalten wohl äußern werden. Manche jungen Menschen haben beispielsweise unumstößliche Erwartungen an die Reaktion eines Elternteils, die sie zumindest schon lange nicht mehr einer echten Überprüfung unterzogen haben. Das gibt Gelegenheit, als unveränderbar angesehene Wahrheiten an konkreten Beispielen mit Skalierungen zu hinterfragen und Zukunftshypothesen zu formulieren, die eine Differenzierung des angeblich unumstößlich Wahren ermöglichen. So lässt sich beispielsweise bei einer Jugendlichen die Aussage »Mein Vater versteht mich nie!« mit der Hypothese erörtern:

- Nimm doch einmal an – das ist jetzt ein Gedankenspiel! –, in zwei Wochen hast du auf einmal in einer bestimmten Situation das Erleben, dass der Vater dich versteht. In welcher Situation könnte das sein?
- Und woran erkennst du überhaupt, dass dein Vater dich zumindest ein wenig versteht?
- Und was sollte er verstehen: deine Gedanken? Oder wie du dich fühlst?
- Was genau müsste dein Vater tun, dass du denkst: Jetzt kapiert er endlich mal was!
- Kannst du auf irgendeine Weise dazu beitragen, dass er dich besser versteht?
- Und was müsstest du tun, wenn du wolltest, dass dein Vater keine Chance hat, dich zu verstehen?
- Nehmen wir einmal an, du entscheidest dich zu einem Familiengespräch und hast in dem Gespräch wieder so ein Erleben: Die verstehen alle nicht, wie es

> mir geht! Soll ich dann versuchen auszusprechen, wie du dich nach meiner Wahrnehmung in dem Augenblick fühlst, und – wenn du das bestätigst – mit den Eltern besprechen, was das bei ihnen auslöst?

Sofern es die Personalsituation erlaubt, kann es nützlich sein, die Rolle der Einzeltherapeutin und die der Familientherapeutin zu trennen. Allerdings sollte dann die Einzeltherapeutin auch an den Familiengesprächen teilnehmen. Dadurch können zum einen Spaltungen verhindert werden. Zum anderen gibt es der Einzeltherapeutin Gelegenheit, nach Absprache mit ihrer Patientin als deren Hilfs-Ich zu fungieren und stellvertretend zu äußern, was die Patienten in dieser Konstellation nicht auszusprechen vermag. Darüber hinaus können beide Therapeutinnen im Verlauf des Gespräches im Sinne eines Reflecting Team vor den Ohren der Familienmitglieder vielfältige Gedanken und Hypothesen entwickeln, die die Familienmitglieder untereinander erörtern, und damit modellhaft die Vielfalt von Perspektiven aufzeigen.

Gegebenenfalls ist auch ein vorbereitendes Gespräch mit den Eltern nützlich. Sie müssen ermutigt werden, mit ihrer Angehörigen über das selbstverletzende Verhalten und die ihm zugrunde liegenden Gefühle offen und vorwurfsfrei zu reden. Das aber gelingt in Familien, in denen ein Mitglied ein selbstverletzendes Verhalten zeigt, oft ausgesprochen schlecht. Häufig haben alle Familienmitglieder große Schwierigkeiten, eigene Gefühle anderer wahrzunehmen. Vielfach wird das Äußern von Gefühlen als beängstigend erlebt. Sie nehmen zwar noch wahr, dass es einem anderen schlecht geht und dass ein anderer leidet. Sie fühlen sich aber in dieser Situation hilflos und überfordert und weichen deshalb einem offenen Gespräch aus.

> »In Familiengesprächen neigt der Therapeut daher manchmal dazu, diese Familien durch seine Fragen und Interventionen zu überfordern. Unser Ansatz ist, dass gerade diese Defizite ein für familientherapeutische Interventionen besonders fruchtbares Potenzial in sich bergen, wenn die therapeutischen Techniken an die jeweiligen Familien-

> mitglieder angepasst werden. So benötigt es einen aktiveren Therapeuten, der die Familienmitglieder untereinander beim Äußern und Wahrnehmen von Emotionen mit gezielten Fragen unterstützt und vor allem auch die beobachtbaren Verbindungen zwischen Mimik, Gestik, bestimmten Verhaltensweisen und Emotionen immer wieder herausarbeitet, somit neue (Lern-)Erfahrungen in einem Angst reduzierenden Klima ermöglicht« (Schmid u. Libal 2010, S. 23).

Wenn ihre Tochter nicht mit ihnen sprechen will, müssen Eltern das zunächst akzeptieren, ohne diesen Wunsch aufzugeben. Jeder Druck führt zum Gegenteil, ebenso wie allzu drängende Fragen, die zwar aus Sicht der Eltern verständlich sind, aus dem Erleben der Tochter aber allzu leicht als respektlos und ängstigend erlebt werden. Die Eltern können sie aber bitten, ihnen dabei zu helfen, ihr Verhalten so zu ändern, dass für die Tochter eine bessere Situation entsteht. Primäres Ziel sollte ein wohlwollendes Familienklima und eine von Wertschätzung geprägte familiäre Kommunikation sein, getragen von der Zuversicht, dass eine gemeinsame Problemlösung gelingen wird. Dazu ist es gegebenenfalls notwendig, Familiengeheimnisse, die ein freies Kommunizieren verhindern, zu eröffnen – selbst wenn das schmerzlich ist.

LEONIE, 15 Jahre, kommt von sich aus zur Therapie. Sie klagt zum einen über viele Konflikte mit ihren Eltern, zum anderen über Konzentrationsstörungen, Schlafstörungen und eine allgemeine Lustlosigkeit. Seit einigen Monaten schneide sie sich mehrfach in der Woche in die Haut des linken Unterarms, wenn sie eine nicht aushaltbare Erregung verspüre. All das habe sie »früher« nicht gekannt. Sie frage sich oft, ob sie überhaupt das Kind ihrer Eltern sei, und verweist darauf, dass beide Eltern blaue Augen hätten, sie aber braune.

Leonie ist das einzige Kind ihrer Eltern. In den Elternkontakten kommt nach einiger Zeit zögernd zur Sprache, dass die Schwangerschaft mit Leonie erst nach einer Eizellenspende zustande gekommen ist. Weil das in Deutschland nicht erlaubt sei, seien sie dazu nach Zypern gereist. Sie hätten ihrer Tochter das bislang nicht gesagt. Die Mutter begründet das damit, dass sie doch voll und ganz die Mutter von Leonie sei: Schließlich sei sie mit Leonie schwanger gewesen, habe sie Leonie geboren, habe sie Leonie gestillt und gemeinsam mit ihrem Ehemann aufgezogen. Es ist nicht leicht, die sehr engagierten und um Leonie bemühten Eltern anzuregen, Leonie über die Geschichte ihrer Schwangerschaft aufzuklären. Die Eltern entscheiden sich, dies bei guter Gelegenheit ohne Unterstützung der Therapeutin zu tun. Leonie reagiert auf diese Information zunächst sprachlos und im Kontakt zu den Eltern irritiert, aber nicht vorwurfsvoll. Sie kommt weiter zur Therapie, in der dieses Thema lediglich einmal von ihr angesprochen wird. In den weiteren therapeutischen Kontakten geht es um aktuelle Lebensfragen. Nach drei Monaten erklärt Leonie, keine therapeutische Unterstützung mehr zu benötigen.

Grundsätzlich sollte im Kopf der Therapeutin bei allen Sätzen, die ein »immer«, »alle«, keiner«, »nie«, »ständig« und ähnliche verallgemeinernde Wörter enthalten, eine rote Lampe angehen. Sie verweisen auf ein Schwarz-Weiß-Denken, das Grundlage für eingeschränkte Wahrnehmungen und Missverständnisse in Beziehungen ist. Um den Blick für Unterschiede zu fördern, kann sie ihre Fragen auf verschiedene Zeitpunkte (»Wie ist die Beziehung zur Mutter im Augenblick und wie war sie, bevor der Stiefvater eingezogen ist?«) oder auf verschiedene Situationen ausrichten (»Wie ist die Beziehung zur Mutter, wenn sie mit Petra allein ist, und wie ist sie, wenn alle Familienmitglieder zusammen am Tisch sitzen?«). Besonders nützlich sind dabei zirkulär gestellte Fragen: »Was denkst du als ältere Schwester: Wie schätzt du auf einer Skala von 1 bis 10 die Beziehung zwischen der Mutter und Petra jetzt ein, und mit welcher Zahl auf dieser Skala hättest du sie vor einem Jahr beurteilt?«

Zur Förderung der kommunikativen Fähigkeiten innerhalb der Familie sind folgende Punkte zu beachten (in Anlehnung an Fruzetti 2007; Schmid u. Libal 2010):

- Ein Entweder-oder-Denken ist eine Falle. Jeder, der genau hinschaut, wird feststellen, dass auf irgendeine Weise beide Seiten zumindest ein bisschen recht haben.
- Das Bemühen sollte dahin gehen, das kleine Stück Wahrheit in jeder Position des anderen zu erkennen und anzuerkennen.
- Dazu gehört die Bereitschaft, sich für alternative Blickwinkel zu öffnen.

- Gedanken und Gefühle eines anderen kann man erahnen, aber nicht erkennen. Es ist gut, seine Anmutungen zu äußern, und diese mit der Frage zu verbinden, was der andere wohl tatsächlich meint und wie er sich fühlt (»Wenn ich versuche nachzuvollziehen, was du erlebst, spüre ich viel Verzweiflung. Ich weiß aber nicht, ob das tatsächlich auch dein Erleben ist … Und wenn du sagst, du fühltest dich einsam: Was meinst du genau damit? Kannst du mir das etwas näher erklären? … Spüre ich das richtig, dass dich das traurig macht und du gleichzeitig aber auch irgendwie ärgerlich bist?«).
- Umgekehrt sollte niemand davon ausgehen, dass der andere die Gedanken, Wünsche und Bedürfnisse seines Gegenübers lesen kann. Jeder ist für sich selbst verantwortlich und muss sie selbst benennen.

Manchmal auch fördert ein behutsames Fragen im Gespräch mit der Familie eine erstaunliche Sensibilität und gegenseitige Bezogenheit zutage:

Die 14-jährige Gabi wurde der Therapeutin von den Eltern wegen Selbstverletzungen vorgestellt. Der Mutter war einige Wochen zuvor aufgefallen, dass sich seltsame Verletzungen an Gabis linkem Unterschenkel befanden. In einer ruhigen Minute berichtete sie ihrer Tochter von ihren Beobachtungen und wünschte sich, diese anschauen zu dürfen. Gabi wandt sich, willigte dann aber auf weiteres Drängen der Mutter ein, die Hosenbeine hochzuziehen. Dort war als eine feine Ritzung der Name »David« zu lesen. Da die Mutter keinen David im Freundeskreis ihrer Tochter kannte, fragte sie, wer das sei. Nach einigem Hin und Her erklärte Gabi, dass sie David über ein Onlinespiel kennengelernt habe und dass sie ihn sehr sympathisch finde. Sie hätten mehrfach außerhalb des Spiels miteinander gechattet, und sie habe sich wohl verliebt.
Leider wohnt David weit entfernt in Südamerika, und Gabi war klar, dass ein persönliches Treffen kaum möglich sein werde. Das hat sie dann so sehr aufgewühlt, dass sie sich verzweifelt fühlte und nicht mehr wusste, was sie mit ihren Gefühlen machen sollte. In ihrem Freundinnenkreis war schon mehrfach Thema gewesen, dass Selbstverletzungen bei emotionalen Belastungen hilfreich seien. Sie habe daraufhin einen Rasierer auseinandergenommen und sich mit der Klinge in Verbundenheit mit David

dessen Namen in die Haut geschnitten. Das habe zwar nicht besonders wehgetan, habe ihr aber auch emotional keine wesentliche Entlastung gebracht.
Die Mutter zeigte für die emotionale Verwirrung Verständnis und ermunterte ihre Tochter sogar, sich weiterhin mit David auszutauschen. Der Vater hatte in der Zeitung kurz vorher von Cyber-Grooming[9] gelesen und war besorgt, ob David wirklich ein gleichaltriger Jugendlicher sei. Er sprach seine Bedenken mit seiner Tochter an und ermunterte sie, den Kontakt über ein Videoportal weiterzuführen. Gabi erlaubte ihren Eltern, beim nächsten Mal kurz zu Beginn mit auf den Bildschirm schauen zu dürfen. David war offensichtlich in Gabis Alter. Die Kontakte wurden über Video fortgesetzt. Selbstverletzungen traten aber nicht mehr auf. Und nach einiger Zeit verlor Gabi zunehmend das Interesse an David.

9.6 Die Wahl des Settings als therapeutische Intervention

In der systemtherapeutischen Arbeit mit der Familie werden oft die Chancen, die dieses Verfahren bietet, nur unzureichend genutzt. Das betrifft unter anderem die Wahl des Settings als therapeutische Intervention. Denn die Entscheidung zur Arbeit mit der Familie bedeutet nicht, immer mit der gesamten Familie zu arbeiten. Die Systemische Therapie eröffnet vielmehr viele Möglichkeiten, in ganz unterschiedlichen Settings zu arbeiten: als Familientherapie, als Einzeltherapie mit der Jugendlichen oder jungen Erwachsenen oder als Einzeltherapie mit der Mutter oder dem Vater, als Elterntherapie, gegebenenfalls als Paartherapie und nicht zuletzt als Geschwistertherapie.

Die Einladung der systemischen Therapeutin, in einem bestimmten Setting zu arbeiten, stellt eine Botschaft dar, die therapeutisch bedeutungsvoll ist. Deshalb sollte der Beginn einer Systemischen Kinder- und Jugendlichentherapie wenn möglich immer im Mehrpersonensetting, d. h. in der Regel mit allen Familienmitgliedern erfolgen. Die Botschaft lautet: Das beklagte Verhalten ist eine Gemeinschaftsleistung des relevanten Systems. Das ist aber keine Entscheidung für alle weiteren Termine. Vielmehr sollte sich die

9 Cyber-Grooming ist die gezielte Anbahnung sexueller Kontakte mit Jugendlichen und jungen Erwachsenen über das Internet. Die Täter geben sich in Chats oder Online-Communitys als gleichaltrig aus.

Therapeutin zu jedem Zeitpunkt des Therapieprozesses Gedanken darüber machen – und dabei gegebenenfalls auch die Familienmitglieder einbeziehen –, mit welchen Adressaten der nächste therapeutische Schritt wohl am ehesten zu gehen ist. Insofern »lebt« Systemische Kinder- und Jugendlichentherapie wesentlich von den gut begründeten Settingentscheidungen der Therapeutin.

So sollte die Therapeutin bereits vor der ersten Begegnung mit dem Klientensystem Informationen aus dem Anmeldegespräch – eventuell ergänzt durch die Klärung einiger Fragen in einem Telefonat – bedenken und entscheiden, in welchem Setting das Erstgespräch durchgeführt werden soll. Wenn beispielsweise Eltern ihr sich selbst verletzendes Familienmitglied schon im Anmeldegespräch heftig beschuldigen, hat es sich bewährt, sie zunächst ohne die »Symptomträgerin« zu einem Elterngespräch einzuladen. Die vielfältigen Belastungen der Eltern über lange Zeit können dann hinreichend gewürdigt und die Themen und Ziele der Eltern für die Jugendliche oder junge Erwachsene sowie die Ziele für sich selber können in aller wünschenswerten Genauigkeit erarbeitet werden. Schreibt man diese auf Moderationskarten, die man auf den Tisch platziert und die man auf dem Tisch fast wie eine Skulptur hin- und herschieben kann, zeigen sich dann häufig schon erste Hinweise auf mögliche Wechselwirkungen zwischen den Zielen für die Symptomträgerin und denen der Eltern. Die nach gegebenenfalls auch mehreren Elterngesprächen folgende Erstsitzung mit den Eltern und der Jugendlichen oder jungen Erwachsenen verläuft dann zumeist weniger konflikthaft und damit therapeutisch fruchtbarer.

Wirkungsvoll ist die Wahl des Settings vor allem dann, wenn beispielsweise Elterngespräche nicht dahingehend missverstanden werden, dass man mit den Eltern über die Jugendliche oder junge Erwachsene spricht. Vielmehr sollte eine Regel beachtet werden, die da lautet: »Mit den Eltern spricht die Systemische Therapeutin über die Ziele und die Themen der Eltern, mit der Mutter über die der Mutter, mit dem Vater über die des Vaters; mit dem Kind oder der Jugendlichen spricht die Systemische Therapeutin über die Ziele und die Themen des Kindes oder der Jugendlichen; mit der Familie spricht die Systemische Therapeutin über das familiäre Zusammenleben.« In Geschwisterterminen, die erfahrungsgemäß viel zu selten genutzt werden, erörtert die Therapeutin, wie die einzelnen Beteiligten ihre Entwicklungsaufgaben unter den gegebenen familiären Bedingungen bewältigen oder bewältigt haben.

Die in Abschnitt 5.1.2 referierten Studien zu familiären Einflüssen auf das Auftreten von NSSV bei Jugendlichen und jungen Erwachsenen verweisen eindrucksvoll auf die Bedeutung des Vaters im relevanten System. Im Kontrast dazu ist immer wieder die Beobachtung zu machen, dass Therapeutinnen nicht auf der Anwesenheit des Vaters bestehen, sondern sich mit Hinweisen auf seinen eingeschränkten zeitlichen Möglichkeiten aufgrund seiner Berufstätigkeit zufriedengeben. Da kommen dann Erinnerungen an Berichte von Virginia Satir auf, die über ihre ersten Schritte hin zur Familientherapie schilderte, dass zum damaligen Zeitpunkt zu Beginn der 1950er-Jahre in den USA Therapeutinnen nicht der Meinung waren, dass der Vater mit dem emotionalen Leben der Familie irgendetwas zu tun haben könne. Der aktive Einsatz des Vaters ist aber unverzichtbar. Gegebenenfalls kann sich die Therapeutin von der Mutter die Erlaubnis einholen, den Vater persönlich anzurufen, um ihm zu verdeutlichen, dass er für das weitere Wohlergehen seiner Familienangehörigen unerlässlich ist und die Therapeutin ohne seine Mitarbeit keine sinnvolle Arbeit leisten kann. Schon allein die Einbeziehung des Vaters in die Therapie ist zuweilen eine Intervention, die Veränderungen in dem Beziehungsmuster der Familie anstößt.

Natürlich erleben Eltern die Frage nach ihren eigenen Zielen zuweilen als befremdlich. Sie äußern dann, dass es doch um ihre Jugendliche oder junge Erwachsene gehe und nicht um sie. Diese Vorstellung ist gut nachvollziehbar, weil sie eine Übertragung der Vorgehensweise im körpermedizinischen Bereich auf Psychotherapie darstellt. Die Therapeutin muss dann darauf verweisen, dass menschliches Verhalten anderen Gesetzmäßigkeiten unterliegt als körperliche Prozesse. In einer Familie steht das Verhalten des einen immer mit dem Verhalten des anderen in Zusammenhang.

Familien funktionieren wie ein Mobile: Wenn ein Teil angestoßen wird und eine Änderung vollzieht, dann beginnen alle anderen zu tanzen und kommen schließlich mit großer Wahrscheinlichkeit an anderen Stellen wieder zur Ruhe. Das bedeutet: Wenn Eltern eine Verhaltensänderung aufseiten ihres Familienmitgliedes wünschen – und sie wollen ja das Beste für ihre Angehörige –, dann können sie das am ehesten erreichen, indem sie selbst eine Veränderung ihres Verhaltens vollziehen – nach dem Motto von Gandhi: »Sei du die Veränderung, die du dir wünscht in der Welt.« Herauszufinden, welche Änderungsschritte das sein können, ist ein wichtiger Teil der gemeinsamen psychotherapeutischen Arbeit.

Nicht selten ist zu beobachten, dass Systemische Therapeutinnen bei Eltern eine gravierende Paarproblematik zu erkennen glauben und dann die Empfehlung einer Paartherapie bei einer Paartherapeutin aussprechen. Dieses Verhalten lässt sich würdigen als selbstkritisches Verhalten der Systemischen Therapeutin im Hinblick auf ihre paartherapeutische Kompetenz. In der Realität hat eine solche Empfehlung aber meist eine Reihe unerwünschter Nebenwirkungen: Zum einen hört das Paar die Botschaft: »Ihr seid so gestört (krank), dass eine ›richtige‹ Paartherapie unerlässlich ist.« Zum anderen wird eine beträchtliche Hürde errichtet, die das Paar im Hinblick auf eine paartherapeutische Arbeit zu überwinden hat. Beide haben sich soeben dieser Therapeutin gegenüber geöffnet und über Einzelheiten eines schwierigen Zusammenlebens berichtet. Jetzt erneut bei einer anderen Therapeutin wieder von vorne beginnen zu müssen, bedarf es hoher Motivation, die erwartungsgemäß viele Paare nicht aufbringen.

Zumindest Grundkenntnisse in Paartherapie sind von einer Systemischen Therapeutin zu erwarten. Sie sollte in der Lage sei, einem Paar die Möglichkeit zu geben, erste positive Erfahrungen in paartherapeutischen Gesprächen zu machen. Falls sich dann nach einigen Sitzungen erweisen sollte – und das trifft erfahrungsgemäß auf eher wenige Fälle zu –, dass das Paar eine längerfristige therapeutische Arbeit wünscht, wäre zu diesem Zeitpunkt ein Wechsel zu einer Paartherapeutin möglich.

In ähnlicher Weise ist die Neigung vieler Kinder- und Jugendlichentherapeutinnen als unangemessen und unsensibel anzusehen, der Mutter oder dem Vater im Therapieverlauf eine eigene Psychotherapie zu empfehlen. Auch hier lautet die Botschaft: »Sie sind meiner Meinung nach so gestört, dass Sie eine eigene Therapie brauchen. (Und eigentlich sind Sie deshalb doch Schuld am Verhalten des Kindes.)« Selbstverständlich muss sich auch eine Kinder- und Jugendlichentherapeutin für Einzelgespräche mit einer Mutter oder einem Vater Zeit nehmen, um gegebenenfalls ganz persönliche lebensgeschichtliche Belastungen zu thematisieren. Wenn dann in diesen Einzelgesprächen die Mutter oder der Vater ein eigenes Anliegen entdeckt, dessen Erörterung offensichtlich einen höheren Zeitaufwand und eventuell auch speziellere Erwachsenentherapieerfahrung erfordert, dann ist es selbstverständlich durchaus angemessen, auf eine erfahrene Therapeutin zu verweisen.

9.7 NSSV als Signal für einen anstehenden Entwicklungsschritt

NSSV ist als ein Problemverhalten anzusehen, das vorwiegend im Jugendalter und im jungen Erwachsenenalter auftritt. Insofern kann die Beobachtung nicht überraschen, dass sich in vielen Fällen das selbstverletzende Verhalten als ein Signal für einen Abhängigkeits-Autonomiekonflikt aufdrängt. Häufig wird in diesem Zusammenhang der Blick lediglich auf die Jugendlichen gerichtet, auf ihre Entwicklungsaufgabe, sich aus der Familie zu lösen, von den Eltern unabhängig zu werden, einen eigenen Freundeskreis aufzubauen und ein eigenständiges Lebenskonzept zu entwickeln. Dies ist aber nur die eine Seite der Medaille. Denn zur selben Zeit müssen die Eltern, vor allem wenn das jüngste Kind sich aus der Familie zu lösen sucht, die sehr herausfordernde Aufgabe bewältigen, für sich selbst ein neues Lebenskonzept für die nächsten Lebensjahrzehnte zu entwickeln, dass ihnen ein gutes, emotional befriedigendes Leben in einem »empty house« ermöglicht. Die Eltern müssen sich fragen, ob nach der langen Zeit des Elternseins ihre Paarbeziehung noch tragfähig ist und gegebenenfalls mit welchen Akzenten – eher eng verbunden oder eher freundlich zugewandt, aber distanziert –

sie diese Beziehung leben wollen. Besonders schwierig ist dieser Schritt für die Frauen, die ihr Leben in den letzten zwei bis drei Jahrzehnten ganz den Kindern gewidmet haben. Und oft nochmals schwieriger ist diese Entwicklungsaufgabe für Alleinerziehende, die möglicherweise die drohende Einsamkeit fürchten.

Jugendliche stehen in der Regel loyal zu ihren Eltern und sind – bewusst oder unbewusst – sehr befasst mit der Frage, wie ihre Eltern den für sie anstehenden Entwicklungsprozess bewältigen. Denn die Antwort auf diese Frage bedeutet letztlich, ob sie sich selbst die Erlaubnis geben können, sich ganz ihrer Autonomieentwicklung zu widmen.

Da dieser Aspekt in der entwicklungspsychologischen Literatur kaum thematisiert und bei Therapeutinnen viel zu wenig Beachtung findet, habe ich zur Verdeutlichung den Entwicklungsaufgaben Jugendlicher die korrespondierenden, zeitgleichen Entwicklungsaufgaben der Eltern gegenübergestellt:

Entwicklungsaufgaben Jugendliche(r)	**Entwicklungsaufgaben Eltern**
Von den Eltern unabhängig werden, sich vom Elternhaus lösen.	Sich der Zukunft in einem Haushalt ohne Kinder zuwenden.
Aufbau eines Freundeskreises: Zu Altersgenossen beiderlei Geschlechts neue, tiefere Beziehungen herstellen.	Eine einseitige Familienzentrierung aufgeben und den eigenen Freundeskreis wieder mehr pflegen.
Akzeptieren der eigenen körperlichen Erscheinung: Veränderungen des Körpers und des eigenen Aussehens annehmen.	Körperliche Alterungsprozesse annehmen.
Sich das Verhalten aneignen, dass man in unserer Gesellschaft von einer Frau bzw. einem Mann erwartet.	Wieder lernen, als Ehepartner zu leben (und nicht vorwiegend als Eltern); Neuaushandeln des Ehesystems als Zweierbeziehung.
Aufnahme intimer Beziehungen zum Partner (Freund/Freundin).	Sich mit den eigenen unerfüllten sexuellen Wünschen und den verpassten Chancen auseinandersetzen.
Wissen, was man werden will und was man dafür können (lernen) muss.	Ein Konzept für eine befriedigende Gestaltung der Lebensjahrzehnte nach Auszug der Kinder entwerfen.

Entwicklungsaufgaben Jugendliche(r)	**Entwicklungsaufgaben Eltern**
Vorstellungen entwickeln, wie der Ehepartner und die zukünftige Familie sein sollen.	Sich gedanklich an die Rolle als Großmutter und Großvater annähern und entscheiden, welchen Raum diese Rollen einnehmen sollen.
Über sich selbst im Bild sein: Wissen, wer man ist und was man will.	Eine aktuelle Lebensbilanz ziehen und darauf das Zukünftige aufbauen.
Entwicklung einer eigenen Weltanschauung: Sich darüber klar werden, welche Werte man hochhält und als Richtschnur für eigenes Verhalten akzeptiert.	Die eigenen Wertekanon selbstkritisch reflektieren und in die Zukunft fortschreiben.
Entwicklung einer Zukunftsperspektive: Sein Leben planen und Ziele ansteuern, von denen man glaubt, dass man sie erreichen kann.	Eine Perspektive für die verbleibende Lebenszeit entwickeln.

Tab. 1: Entwicklungsaufgaben des Jugendlichen in Anlehnung an Dreher u. Dreher (1985) sowie die korrespondierenden Entwicklungsaufgaben der Eltern (Rotthaus 2015)

Schnell wird ersichtlich, dass Jugendliche und Eltern letztlich zu diesem Zeitpunkt die gleichen Entwicklungsaufgaben haben, verschoben um eine Generation und dadurch inhaltlich geprägt. Diese Tatsache kann man nutzen, wenn Eltern verwundert bis abwehrend reagieren, wenn sich die Therapeutin ganz auf ihre persönlichen Themen konzentriert (was besonders dann geschieht, wenn die Therapeutin sich nicht von Anfang an darum bemüht, sowohl die Ziele der Jugendlichen als auch ebenso die persönlichen Ziele der Eltern zu erfragen). Sie kann dann darauf hinweisen, dass man eine 16-Jährige kaum noch erziehen kann, dass die Eltern aber große Chancen haben, auf ihre Tochter positiv einzuwirken. Sobald sie nämlich ihre eigenen Entwicklungsaufgaben deutlich erkennbar in Angriff nehmen, beispielsweise ihren Freundeskreis wieder pflegen und kleine Unternehmungen als Paar an den Wochenenden machen, werde ihre Tochter sich das hoch interessiert anschauen und nach einiger Zeit dasselbe tun, nämlich sich einen Freundeskreis aufbauen und sich den sonstigen altersgerechten Entwicklungsaufgaben zuwenden.

Manche Eltern erleben das nahezu als paradoxe Aufforderung. Denn durch das NSSV ihrer Tochter fühlen sie sich aufgerufen, möglichst nahe bei der Tochter zu sein, sie zu kontrollieren und zu überwachen. Meist kann man leicht explorieren, dass diese Strategie bislang keinen Erfolg gehabt hat. Hinweise auf andere Eltern, die den Schritt in die eigene Zukunft gewagt und damit erreicht haben, dass ihre Jugendliche sich aus dem selbst auferlegten Entwicklungsstopp befreiten, können den Eltern in solchen schwierigen Situationen Mut machen.

Das galt auch im Falle der 16-jährigen PAULA, die wegen einer generalisierten Angststörung bereits seit einem Jahr in Behandlung war. Eine Expositionstherapie hatte sich schwierig gestaltet, da die Mutter schon bei relativ kleinen Anforderungen erklärte, Paula könne das nicht aushalten. Trotzdem gingen die Ängste von Paula mit der Zeit so weit zurück, dass sie nicht mehr stark beeinträchtigt war. Parallel dazu aber entwickelte Paula ein selbstverletzendes Verhalten und äußerte zum Entsetzen der Eltern wiederholt Suizidgedanken bei gleichzeitig klarer Distanzierung von konkreten Suizidplänen. Paula ritzte sich schließlich fast täglich an den Armen, am Bauch und an den Unterschenkeln. Sie kam gerne zur Therapie, erklärte aber eindeutig, dass sie das selbstverletzende Verhalten nicht aufgeben wolle.
Auf Anregung des Supervisors wurde nun eine Reihe von Elterngesprächen begonnen, in denen die anstehende Autonomieentwicklung von Paula thematisiert wurde. Die 18-jährige Schwester hatte vor kurzem im Anschluss an ihr Abitur den elterlichen Haushalt verlassen und war zum Studium in eine etwa 100 Kilometer entfernte Stadt gezogen. Es wurde schnell offensichtlich, dass besonders die Mutter Gedanken an ein Leben ohne die beiden Töchter kaum ertragen konnte. Wegen des erstgeborenen Sohnes, der schon seit längerem wegen einer körperlichen und geistigen Behinderung in einem Heim lebte, hatte sie ihren Beruf aufgegeben und sich in der Folgezeit ganz der Erziehung ihrer Kinder gewidmet. In dem jetzt anstehenden Prozess der Auseinandersetzung darüber, wie das Paar die noch vor ihnen stehenden Jahrzehnte erfüllend würde gestalten können, erwies sich der Vater, der bis dahin eher etwas außerhalb der Familie gestanden hatte, als sehr hilfreich. Zeitgleich wurden mit den beiden Töchtern mehrere Geschwistertermine durchgeführt, in denen offensichtlich wurde, dass die ältere Schwester den Absprung in ein autonomes Leben gut geschafft hatte in dem Wissen, dass Paula noch die Rolle des Kindes übernahm und mit ihren Problemverhaltensweisen insbesondere der Mutter eine Aufgabe bot, die diese vor der Konfrontation mit der neuen Lebensphase noch bewahrte.

Diese getrennte Arbeit einmal auf der Elternebene und einmal auf der Geschwisterebene sowie mit einigen eingestreuten Einzelterminen mit Paula führte in den nächsten drei Monaten zu einer Auflösung der Problematik. Zum Abschied versicherte Paula, dass sie das selbstverletzende Verhalten derzeit nicht brauche, dass sie aber nicht wisse, ob sie später in einer schwierigen Situation nicht doch noch einmal darauf zurückgreifen werde.

9.8 Das NSSV als eine Entscheidung der Jugendlichen

Viele Menschen, die sich selbst verletzen, haben die Tendenz, sich als Opfer des eigenen Handelns zu sehen. Sie beschreiben sich dann als unfähig, das eigene Verhalten zu kontrollieren. Würde die Therapeutin dieser Sichtweise folgen, würde sie ihrem Gegenüber ein »Kontrolldefizit« oder Ähnliches bestätigen und damit das NSSV eher fördern. Selbstverständlich kann die Jugendliche auf das NSSV verzichten. Sie hat aber einen äußerst wichtigen Grund dafür, dass sie sich zu diesem Verhalten entscheidet. Es ist deshalb ein erstes Ziel der gemeinsamen therapeutischen Arbeit, diesen Grund herauszufinden. Dabei ist dieser wichtige Grund im Sinne von Aristoteles als *causa finalis,* als Finalursache, zu verstehen, als Ursache, die aus ihrem Ziel oder ihrem Nutzen bestimmt wird.[10] Dabei wird nicht die kurzfristige Entlastung von dem subjektiv erlebten unerträglichen emotionalen Druck als Finalursache verstanden, da diese als unmittelbarer Teil des Gesamtgeschehens NSSV anzusehen ist.

Den Finalgrund bzw. die Finalursache kann man durch hypothetische Zukunftsfragen erforschen. »Stell dir einmal vor, in einem Jahr würden weder du noch deine Familienangehörigen oder Freunde auf die Idee kommen, du könntest dich selbst verletzen. Was ist dann anders? In welcher Weise sind dann die Beziehungen in deiner Familie verändert: die Beziehung zu deiner Mutter, zu deinem Vater, zu dei-

10 Wie oben schon einmal erwähnt, verstehen wir üblicherweise unter Ursache die von Aristoteles so benannte causa efficiens, die Wirkursache (eine Handlung bewirkt eine Folge). In der therapeutischen Arbeit wichtiger ist aber die causa finalis, die Finalursache, im Wesentlichen die Funktion oder der Nutzen des Symptoms. Aristoteles unterscheidet im Übrigen zudem noch die causa formalis, die durch die Form bestimmte Ursache, und die causa materialis, die durch das Material bedingte Ursache.

nen Geschwistern, die Beziehung zwischen deinen Eltern, etc.?« Im Familiengespräch werden diese Fragen an alle Beteiligten gestellt. Oft erklären dann die Eltern, dass sich in ihrer Beziehung gar nichts ändern werde. Doch das ist unmöglich: Wenn ein derartiges bedeutsames Geschehen nicht mehr auftritt, ändern sich zwangsläufig auch alle Beziehungen in einem Familiensystem. Denn eine Familie ist, wie gesagt, wie ein Mobile: Wenn ein Teil seine Position ändert, fangen alle Teile an zu tanzen, und am Ende stehen sie mit hoher Wahrscheinlichkeit in einer anderen Konfiguration.

9.9 Förderung der Mentalisierungsfähigkeit

Mit dem Begriff Mentalisieren beschreibt man das aktive Bemühen, eigene psychische (mentale) Zustände bei sich und anderen zu erforschen und in Worte zu fassen. Es werden Vorstellungen darüber gebildet, welche Überzeugungen, Intuitionen, Gefühle, Einstellungen und Wünsche dem eigenen Verhalten und dem des anderen zugrunde liegen könnten. Es handelt sich um Vermutungen darüber, was in dem Kopf des anderen vorgeht und aus welcher Perspektive der andere ein Geschehen betrachtet und beurteilt. Mentalisieren geschieht in der Möglichkeitsform des Konjunktivs und unterscheidet sich dadurch deutlich von (oft negativen) Unterstellungen. Ist eine Person in der Lage, die Wünsche, Gedanken und Überzeugungen anderer Personen häufig richtig zu deuten, wird sie dadurch anpassungsfähiger. Effektives Mentalisieren dient somit der Orientierung und Kontrolle in der Kommunikation und Beziehungsgestaltung, der eigenen Emotions- und Selbstregulation sowie dem Erwerb einer größeren emotionalen und sozialen Kompetenz.

Auch in der Mentalisierungsinspirierten Systemischen Therapie (MIST) wird davon ausgegangen, dass der Patient selbst für seine Handlungen Verantwortung übernehmen muss. Die Therapeutin könnte beispielsweise formulieren:

> »Ich kann dich nicht davon abhalten, dich selbst zu verletzen. Aber ich kann dir dabei helfen zu verstehen, was dich zu Selbstverletzungen veranlasst, und mit dir daran arbeiten, Wege zu finden, auf Selbstverletzungen in Zukunft zu verzichten« (so auch Bateman a. Fonagy 2006, p. 114).

Personen, die sich selbst verletzen, zeigen häufig eine beeinträchtigte Mentalisierungsfähigkeit in intensiven Beziehungssituationen. Ihre Fähigkeit, sich über eigene mentale Zustände klarzuwerden und sich in die mentalen Zustände anderer Menschen hineinzudenken, ist wenig entwickelt oder blockiert. Das hindert sie daran, die eigene Beziehungswelt und die ihrer wichtigen Bezugspersonen zu verstehen. Massive Missverständnisse in zwischenmenschlichen Beziehungen sind oft die Folge. Dieses geringe oder ineffektive Mentalisieren stellt sich vor allem - fast zwangsläufig - in Stresssituationen ein. Dadurch kann sich rasch ein Teufelskreis herausbilden, in dem intensive Affekte und selbstzerstörerische Annahmen vorherrschen. Beispielsweise werden den anderen negative Gedanken und Motivationen für ihr Verhalten unterstellt mit der Folge eigener beziehungsschädigender Verhaltensweisen, beispielsweise: »Er hat so gehandelt, weil er wollte, dass es mir schlecht geht« oder »Die anderen wollen mich nicht, und deshalb will ich auch nichts mit ihnen zu tun haben.«

Wer mentalisiert, macht sich Gedanken über die inneren mentalen Zustände anderer Menschen und klärt, ob seine Annahmen von dem Betreffenden als gültig erlebt werden. Solche inneren mentalen Zustände können zum Beispiel sein: Beweggründe, Gefühle, Überzeugungen, Bedürfnisse, Wünsche, Absichten, Erwartungen oder Meinungen. Durch Mentalisieren kann es besser gelingen, sich in die mentalen Zustände anderer Menschen hineinzuversetzen und zugleich sich eigener mentaler Zustände bewusster zu werden. Denn Mentalisieren ist mehr als empathisch sein. Im Mentalisierungskonzept ist die Komponente der Selbstreflexion ein wesentliches Element. Mentalisieren ist eine Reise des unentwegten Forschens und Überprüfens - und die damit verbundene Entwicklung neuer Perspektiven. Auf diese Weise kann die Therapeutin beispielsweise gemeinsam mit den Familienmitgliedern herausfinden, wie diese Familie tickt und funktioniert.

Die Förderung der Mentalisierungsfähigkeit von Jugendlichen und jungen Erwachsenen kann zu einer verbesserten Selbstkontrolle führen, die einen Schutz vor Affektdysregulation und Impulsstörungen darstellt. Sie erfolgt am besten im Kreis der Familienmitglieder. Dabei werden die Interaktionen, die im »Hier und Jetzt« der therapeutischen Sitzung auftreten, mentalisiert. Die Therapeutin nimmt eine Haltung des »Nichtwissens«, der wohlwollenden Neugierde und des Erkundens von Gefühlen, Stimmungen, Bedürfnissen, Motiven, von Gedanken, Sichtweisen und Überzeugungen ein. Sie nutzt W-Fragen (wer wann wie wo) und die Vielfalt zirkulärer und hypothetischer Fragen, um die wechselseitige Reflexion der Gedanken und Gefühle der Familienmitglieder anzuregen.

Als Modell für ein solches Verhalten der Therapeutin verweist Eia Asen in seinen Seminaren auf den aus der entsprechenden Fernsehserie bekannten Inspektor Columbo, der Situationen und Interaktionen in einer augenscheinlich naiven, scheinbar tölpelhaften Manier untersucht – und das auch noch sehr langsam. Columbo mentalisiert laut, aber er ist sich unsicher, ob das stimmt, was er so denkt und spekuliert, oder ob er sich nicht irrt. Und er teilt seine Ideen und Hypothesen allen Beteiligten während der Untersuchung mit: »Könnte es sein, dass …? Ich habe mich gefragt, ob vielleicht …? Es mag ein bisschen dumm klingen, aber was halten Sie von der Hypothese …? Was ich nicht verstehe ist Folgendes … Hätten Sie etwas dagegen, wenn ich an einem anderen Punkt noch mal nachfrage? … Ich bin mir noch total im Unklaren.«

> »Der Prozess des Mentalisierens bedeutet, dass wir auf natürliche Weise auf die Gedanken, Gefühle, Ziele und Überzeugungen anderer Personen neugierig sind, und auch auf das, was in uns mitschwingt. Wir gehen auf andere Menschen mit der Erwartung zu, dass unser Bewusstsein und das Bewusstsein der anderen Person sich als Ergebnis unserer Interaktion verändern können. Zum Mentalisieren gehört auch die Erwartung, dass wir die Perspektiven, Bedürfnisse und Gefühle anderer Menschen bewusst wahrnehmen und berücksichtigen wollen, und in gleicher Weise mit unseren eigenen Sichtweisen, Bedürfnissen und Gefühlen umgehen.
>
> Zum Mentalisieren sind eine Reihe von Fertigkeiten notwendig, wie die erworbene und dann fest ›einprogrammierte‹ Fähigkeit, mentale

Zustände zu spüren, zu ›lesen‹ oder zu interpretieren. Zu ihr zählen auch die Fähigkeit, anderen Menschen zu vermitteln, was unser Verständnis ihrer mentalen Zustände ist, und die Fähigkeit, anderen Menschen wirksam unsere eigenen inneren Zustände mitzuteilen und dabei spontan und intuitiv den Sinn der Interaktion von anderen Personen und uns selbst zu erfassen. Dies kann gelingen, wenn wir mentale Zustände wie z. B. Vorstellungen, Sehnsüchte und Gefühle benennen und uns auf diese beziehen.
Nach den gängigen Erklärungsmodellen ist dieser Vorgang ein entscheidender Aspekt von ›natürlicher Resilienz‹ und stellt einen protektiven Faktor gegenüber psychosozialem Stress und Widrigkeiten dar, auch bei einer gegebenen neuropsychiatrischen Vulnerabilität. Der Prozess des Mentalisierens ist auch für das Verständnis, die Regulation und die Mitteilung von Emotionen von zentraler Bedeutung, denn Emotionen haben eine sehr direkte Beziehung zu eigenen Wünschen und Zielen sowie zu Erwartungen, ob diese erfüllt, frustriert oder gefährdet sind« (Asen u. Fonagy 2010, S. 239 f.).

Eia Asen nutzt in seiner Arbeit gerne eine Übung folgender Art:

- Bitte bring – fiktiv oder real – in die nächste Familiensitzung sechs Fotos mit, um etwas über die eigene Familie zu erzählen. Welche Bilder wählst du aus?
- Was ist auf den Fotos zu sehen?
- In welcher Stimmung waren die auf den Fotos abgebildeten Personen damals?
- Was berührt dich auf diesen Bildern besonders?
- Nach meinem Eindruck schaut das Kind ganz erwartungsvoll auf seine Mutter, so als suche es ihre Bestätigung für seine Kletterkünste – siehst du das auch so?
- Wer fehlt auf den Fotos – und warum?
- Warum hast du gerade diese Bilder ausgesucht?
- Und welche Fotos hast du warum nicht mitgebracht?

Eine andere Übung ist das sogenannte »Rucksackpacken«. Jedes Familienmitglied einer Familie wird aufgefordert, über folgende Frage nachzudenken:

Angenommen, ihr müsst morgen weg aus eurem Land. Ihr könnt nicht mehr dort bleiben, wo ihr jetzt lebt. Der Grund könnte zum Beispiel eine Krise oder ein Erdbeben sein. Ihr könnt nur fünf Sachen mitnehmen.

- Was wären die fünf Sachen aus eurem Leben, die ihr unbedingt braucht? Egal, wo ihr dann leben werdet. Jede Einzelne kann sich das dann in Gedanken einpacken. Und nun erzählt euch bitte, warum genau jeder von euch gerade diese fünf Sachen als wichtig und für sein weiteres Leben als notwendig ansieht.
- Was vermuten die anderen, warum das Familienmitglied diesen Gegenstand gewählt hat?
- Und hätten sie erwartet, dass ein anderer Gegenstand ihr wie viel wichtiger gewesen wäre? Und warum?

Um die Fähigkeit zur Mentalisierung bei Jugendlichen, die sich selbst verletzen, zu fördern, wird der intrapsychische und interpersonelle Kontext des NSSV sorgfältig exploriert:

- Wie erklärst du dir, dass du dich in dieser Situation selbst verletzt hast?
- Was hast du gedacht und gefühlt, bevor du den Drang verspürtest, dich selbst zu verletzen?
- Wer war zu dem Zeitpunkt anwesend, und an wen hast du gedacht?
- Welche Bedeutung hatte für dich das, was da gesagt wurde?
- Und was denkst du, ist in den anderen vorgegangen, als du begonnen hast, dich zu verletzen?
- Und wie war das für die anderen, als du tiefer geschnitten hast?
- Und was für Gefühle hatte M., als sie davon gehört hat?
- War sie eher traurig oder aufgebracht oder wütend, fühlte sie sich schuldig oder reagierte sie vorwurfsvoll?

Auf diese Weise wird beginnend mit dem NSSV im aktuellen Kontext das innere Erleben chronologisch bis zu dem Punkt zurückverfolgt, an dem noch keinerlei Drang zur Selbstverletzung vorhanden war. Dabei muss die Therapeutin ausweichende Formalsätze und rhetorische Phrasen hinterfragen, weil sonst kein Mentalisieren gelingt, das in der nächsten Situation einen Puffer vor einem neuerlichen

Impuls zu einem NSSV bilden kann (das dann die Mentalisierungsfähigkeit erst sekundär wiederherstellt). Auf Erklärungen des NSSV durch lebensgeschichtliche Einflüsse sollte die Therapeutin zu diesem Zeitpunkt der affektiven Erregung verzichten. Das kann gegebenenfalls geschehen, »wenn das Eisen kalt ist«.

Bateman und Fonagy (2006, S. 116 ff.; in der Übersetzung durch Doering 2009, S. 170 ff.; Hervorh. im Orig.) geben dafür ein anschauliches Beispiel:

»Die Patientin berichtete, dass sie sich am Vortag geschnitten habe, wobei sie nach kurzem Bericht darauf bestand, dass das Geschehene unwichtig sei.

T: Erzählen Sie mir bitte noch etwas mehr darüber, was geschehen ist.

P: Da gibt es wirklich nichts mehr zu erzählen. Ich habe mich mit einer Scherbe der Tasse geschnitten, die ich gegen die Wand geschmissen hatte, als ich heimgekommen war.

T: Lassen Sie uns einmal zurückgehen zu dem Moment, wo sie erstmals spürten, dass etwas nicht stimmte. *(Zurückspulen des Inhalts)*

P: Ich weiß es wirklich nicht mehr.

T: Versuchen Sie, es mit mir gemeinsam zu schaffen; können Sie sich beispielsweise daran erinnern, wie Sie sich gestern in der Gruppentherapie gefühlt hatten? *(Versuch, den Zusammenhang zur Therapie herzustellen)*

P: Nein. Ich war danach ok, und ich denke, das war ich auch, als ich am frühen Abend nach Hause kam. Ich hatte mich mit zwei Freunden verabredet und, wie gesagt, gleich nachdem ich heimkam, begann ich mich schlecht zu fühlen.

T: Sie waren sich in dem Moment also bewusst, dass es Ihnen schlecht ging. Das klingt so, als könnte an dem Abend etwas vorgefallen sein.

Im weiteren Verlauf der Exploration stellte sich heraus, dass sich die Patientin von ihren beiden Freundinnen verlassen gefühlt hatte, als diese zusammen zur Toilette gegangen waren und sie eine – für ihr Gefühl extrem lange – Zeit allein gelassen hatten.

P: Ich war so verletzt *(ein weiterer Affekt, der das innere Erleben der Patientin zu diesem Zeitpunkt komplizierte)*, dass ich mich dort beinahe mit einem Messer geschnitten hätte, stattdessen kratzte ich mich mit den Fingernägeln, um etwas Blut zu sehen. Dann hatte ich den Gedanken, einfach aufzustehen und zu gehen, sodass sie nicht wüssten, wo ich bin, wenn sie zurückkämen *(das Motiv der Rache scheint durch das massive Kratzen stimuliert worden zu sein; nur mit einer gewissen Mentalisierungsfähigkeit ist die Patientin in der Lage, Rachegefühle zu entwickeln,*

die eine Vorstellung vom Selbst und dem anderen verlangen, daher taucht die Rachefantasie auf, nachdem sie sich gekratzt hat), aber gerade als ich gehen wollte, kamen sie zurück.
T: Und?
P: Ich habe gar nichts gesagt. Was denn auch? Sie waren ja bereits ewig weg gewesen, das konnte nicht ungeschehen gemacht werden.
T: Sie fühlten sich also ausgeschlossen und etwas ängstlich und wussten nicht, wie sie mit diesen Gefühlen umgehen sollten. Durch das Kratzen waren Sie etwas geordneter, und sie hatten vorübergehend Rachegefühle, bevor Sie sich anschließend schlecht fühlten. Ich nehme an, dass das Schneiden wieder einmal das Einzige war, was Sie tun konnten, um sich besser zu fühlen.
(Der Therapeut fokussiert die emotionale Entlastung durch das Schneiden und weist darüber hinaus auf den stabilisierenden Effekt der Handlung hin – dies bringt die Patientin innerlich zurück an den Punkt, an dem sie sich verloren hatte. Schneiden und ähnliche Handlungen sind Mittel, um die Mentalisierungsfähigkeit wieder herzustellen.)
P: Es führt immer dazu, dass ich meine Gefühle klarer wahrnehmen und dann wieder etwas anderes machen kann. Ich konnte etwas fernsehen und anschließend ins Bett gehen, ohne mich weiter damit zu befassen.
T: Aber Sie haben sich wieder einmal geschnitten.
P: Kurz nachdem ich heimgekommen war, fühlte ich mich wieder schrecklich und wollte es nun wirklich tun.
T: Es scheint, als würden Sie sich schneiden, um die Gefühle loszuwerden, mit denen Sie nicht fertig werden, und um ihren klaren Verstand zurückzugewinnen. Sie konnten über Rache nachdenken, nachdem Sie sich blutig gekratzt hatten, aber ihre Freundinnen durchkreuzten Ihren Plan dadurch, dass sie zurückkamen. Möglicherweise wurden Sie später noch einmal von Ihren Gefühlen überwältigt und konnten erst wieder klar denken, als Sie sich geschnitten hatten?
P: Es ermöglichte mir, mich ok zu finden, und half mir irgendwie, zu wissen, wer ich war und wer sie waren. Ist ja auch egal.
T: Ich finde nicht, dass es egal ist, denn wenn Sie sich übergangen und allein gelassen fühlen, können Sie nicht mehr klar denken, Sie wissen nicht mehr, was passiert. Das erinnert mich daran, wie ich mich einmal zu unserer Stunde verspätet hatte, und Sie sich auf der Toilette geschnitten hatten. Ich vermute, dass Sie immer dann, wenn Sie solche Gefühle haben, glauben, Sie seien nichts wert, und dass ich Ihnen dies mitteilen wollte, indem ich mich verspätete, und Ihre Freundinnen, als sie Sie sitzen ließen. Das Schneiden gibt Ihnen zumindest eine Idee davon zurück, jemand zu sein […].

P: Sie wissen ja, dass ich begonnen habe, mich zu schneiden, als ich 18 war. Ich fand es damals schon tröstlich, und ich finde das heute immer noch. Ich weiß, dass ich in Situationen, wo ich – wie jetzt – total durcheinander bin, vom Schneiden abhängig bin.«

9.10 Exploration von Widerstand gegen Gewalt durch andere

Selbstverletzendes Verhalten tritt häufig nach Vernachlässigungen in der Kindheit, Gewalterfahrungen und sexuellen Missbrauchserfahrungen auf. Die davon Betroffenen entwickeln häufig – für Außenstehende oft schwer nachvollziehbar – ausgeprägte Schuldgefühle. Sie werfen sich vor, sich gegen den Täter nicht oder nicht hinreichend gewehrt oder phasenweise positive Gefühle erlebt zu haben. Daraus resultieren heftige Selbstvorwürfe, mit denen die jungen Menschen sich quälen, abwerten und niedermachen. Insofern ist es nicht überraschend, dass – wie in Abschnitt 5.2.3 bereits ausgeführt – in den Ergebnissen zahlreicher Studien zu NSSV immer wieder Selbstbestrafung für vermeintlich begangene Verfehlungen und die damit einhergehenden Schuldgefühle als eine Funktion selbstverletzenden Verhaltens von den Befragten genannt wird.

Solche Selbstvorwürfe werden tendenziell eher verstärkt, wenn die Betroffenen seitens der Umwelt lediglich als Opfer angesprochen werden. In der Realität ist die Gefühlswelt vielfältiger und komplexer. Nicht selten wird bei sexuellen Übergriffen auf Kinder die zu Beginn oft sehr freundliche Zuwendung des Täters als angenehm erlebt, ohne dass das Kind das spätere Geschehen erahnt. Das Streicheln kann schön sein, und auch im weiteren Verlauf können positive Gefühle auftauchen, sexuelle Erregung erlebt werden. Wenn eine Therapeutin dann nur die Opferseite fokussiert, läuft sie Gefahr, dass sie von den Betroffenen als wenig kompetent und wenig hilfreich wahrgenommen wird. Gertrude König (2005, S. 18) formuliert treffend:

> »Das Kind wird als schwaches, passives, unschuldiges, ohnmächtiges Opfer wahrgenommen, das gerettet werden muss. Andere Anteile des Kindes, die nicht ins Bild passen, wie z. B. Beteiligung an der Aufrecht-

> erhaltung des Missbrauchs oder ein Genießen von mit dem Missbrauch verbundenen Privilegien werden ausgeblendet.«

Der missbrauchende Erwachsene wird dann häufig im Kontrast als mächtiges, durchtriebenes Monster dargestellt. Dadurch entsteht ein klischeehaftes Schwarz-Weiß-Bild, in dem Grautöne nicht mehr vorkommen und die Komplexität des Geschehens verloren geht.

Die Therapeutin muss sich klar machen, dass der Begriff »Opfer« mit Schwäche, Ausgeliefertsein und Unterlegenheit verbunden ist. (Nicht zufällig ist »Du Opfer!« unter Jugendlichen eines der am meisten kränkenden Schimpfworte.) Will sie also dieses Erleben von Hilflosigkeit und mangelnder Selbstwirksamkeit nicht zusätzlich verstärken, muss sie in empathischer Zugewandtheit die Elemente des Geschehens ebenfalls explorieren, in denen (auch) positive Gefühle auftraten. Zudem sind andere Persönlichkeitsaspekte der Klientin hinreichend zu thematisieren. Damit verdeutlicht die Therapeutin, dass die Missbrauchserfahrung immer nur einen kleinen Teil der Gesamtpersönlichkeit der Betroffenen ausmacht, selbst wenn aktuell das Missbrauchserleben ganz im Vordergrund stehen sollte.

Insbesondere im Hinblick auf die Selbstvorwürfe der Betroffenen und Selbstbestrafung als Funktion selbstverletzenden Verhalten wird ein anderer Aspekt des Missbrauchsgeschehens viel zu selten angesprochen: Die Überzeugung, dass alle Menschen, die Gewalt ausgesetzt sind, in irgendeiner Form Widerstand leisten. Wer eine von Missbrauch betroffene Jugendliche therapeutisch unterstützen und die Tendenz zur Selbstbestrafung hinterfragen möchte, muss sich deshalb zur Aufgabe machen, die Widerstandshandlungen der Jugendlichen zu explorieren. Denn das Bewusstsein dafür, dem Täter Widerstand entgegengebracht zu haben, bringt der Betroffenen die Würde zurück. Das muss nicht unbedingt ein körperliches Sich-Wehren sein, ein Schreien oder ein lautes Nein-Sagen, wie das bei der gerichtlichen Beurteilung von Widerstand meist gefordert wird. Widerstand äußert sich möglicherweise in einem Abwenden des Kopfes, einem Versteifen des Körpers oder nur in dem Gedanken

»Hoffentlich ist bald alles vorbei«. Nicht der Erfolg dieser Handlungen ist das entscheidende Kriterium, sondern die Tatsache, dass sie überhaupt stattgefunden haben.

Richardson und Reynolds (2012, p. 8) berichten denn auch, dass drei Grundannahmen im Gespräch mit Menschen, die Gewalt erfahren haben, ihre Arbeit bestimmen:

1. *Alle Personen, die Gewalt erfahren, leisten Widerstand.*
2. *Widerstand bemisst sich nicht an der Fähigkeit, die Gewalt zu stoppen.*
3. *Widerstand ermöglicht es der betroffenen Person, mit Menschlichkeit in Kontakt zu bleiben – und das insbesondere in Situationen, die menschliches Verständnis überschreiten (weil sie durch Unmenschlichkeit gekennzeichnet sind).*

Auch Alan Wade (1995) hält es für bedeutsam, mit von Gewalt betroffenen Personen über die Details und die Wirkungen ihres Widerstandes ins Gespräch zu kommen. Grundsätzlich rege er die betroffenen Personen an, genau zu beschreiben, wie sie auf die Gewalt reagiert hätten. Das sei anfangs nicht ganz einfach. Fragen, die auf sehr subtile, »kleine« Reaktionen gedanklicher und verhaltensmäßiger Art ausgerichtet würden, seien hilfreich. So berichtet er von Klientinnen, die während des Missbrauchsgeschehens eine Einkaufsliste bzw. eine To-do-Liste für den nächsten Tag erstellt oder in ihrem Kopf komplexe mathematische Spiele ausgetüftelt hätten. Andere hätten mit dem Täter in Gedanken Gespräche geführt, in denen sie ihren Ärger ausgedrückt oder schlimmste Rachefantasien gewälzt hätten. In einem Fallbeispiel berichtet er, wie seine Klientin Katie als Jugendliche versucht habe, vor ihrem Vater und seinen Missbrauchshandlungen auszuweichen. Sie habe vermieden, zu Hause zu sein, wenn der Vater dort gewesen sei, habe ihn nicht mehr mit »Dad« angesprochen, sei nicht mehr allein mit ihm irgendwohin gegangen oder gefahren und habe sich vorgenommen, später eine gute Mutter zu sein, die ihre Kinder stets beschütze.

Vielen Jugendlichen und jungen Erwachsenen gelingt ein völlig neuer Blick auf sich selbst, wenn sie sich bewusst machen, dass sie dem Missbrauch Widerstand entgegengebracht haben. Sie erleben

Handlungskompetenz trotz der Tatsache, dass sie überwältigt wurden. Sie gewinnen ein Stück Würde zurück. Und das Bedürfnis nach Selbstbestrafung und damit nach selbstverletzendem Verhalten entfällt.

Alan Wade (1995, p. 38) zitiert in seinem Aufsatz seine Klientin Pam, die während der Missbrauchshandlungen in ihrer Fantasie hinter das Ohr eines blauen Elefanten geflüchtet war und gedacht hatte: »Er kann meinen Körper nehmen, aber er bekommt nicht mich.« Pam habe am Ende ihrer Gespräche gesagt:

> »Zu erkennen, dass ich Widerstand geleistet habe, half mir, zu sehen und zu empfinden, dass nicht ich falsch gehandelt habe. Hätte ich niemals Widerstand geleistet, hätte das bedeutet, ich habe mitgemacht, was heißt, ich habe es gewollt, was heißt, es war meine Schuld. Wie hätte ich dann mit mir selbst leben sollen, mit einer solchen Person? Mit dem Gedanken an meinen Widerstand während der Missbrauchshandlungen konnte ich davon loskommen, von diesen Gefühlen. Jetzt kann ich ein bisschen stolz sein und habe ein größeres Selbstwertgefühl. Ich erlebe jetzt etwas, das ich vorher nicht gehabt habe: ein Gefühl von Würde und persönlichem Wert.«

9.11 Die Bedeutung von Kontroll- und Selbstwirksamkeitserfahrungen[11]

Das Erleben von Einfluss und Kontrolle ist eine im buchstäblichen Sinne lebenswichtige Erfahrung – so beispielsweise die Erfahrung des Säuglings, dass er durch sein Schreien, ausgelöst durch sein Hungergefühl, bewirken kann, gestillt oder gefüttert zu werden. Die »Locus-of-Control«-Forschung hat vor allem in den USA umfangreiches Material zusammengetragen, das in eindrucksvoller Weise

11 Dieses Kapitel habe ich in wesentlichen Teilen aus meinem Buch *Suizidhandlungen von Kindern und Jugendlichen* (Rotthaus 2017) übernommen. Dort werden auf den Seiten 161–215 noch zahlreiche weitere systemtherapeutische Vorgehensweisen beschrieben, die sich problemlos auf die Arbeit mit Jugendlichen und jungen Erwachsenen, die NSSV zeigen, übertragen lassen, beispielsweise systemische Hypothesenbildung, Teilearbeit, Reflecting Team, Genogrammarbeit, Narrative Therapie, Dramatisierungen. Ich habe deshalb darauf verzichtet, sie in diesem Buch erneut darzustellen.

belegt, wie sehr körperliche und psychische Gesundheit mit dem Ausmaß der Kompetenz- und Kontrollüberzeugung einhergeht.

Im Einzelnen gibt die Kontrollüberzeugung eines Menschen Aufschluss darüber, in welchem Ausmaß eine Person der Überzeugung ist, sie könne Einfluss auf die Ereignisse in ihrem Leben haben und sie bis zu einem gewissen Grad kontrollieren. Sie beschreibt zudem die Annahmen, die diese Person über die Ursachen der Ereignisse in ihrem Leben hat. Menschen mit einer *internen Kontrollüberzeugung* glauben, dass sie selbst in erheblichen Umfang dazu beitragen können, wie die Ereignisse in ihrem Leben verlaufen. Sie sehen sich in der Lage, Änderungen zu vollziehen, um ein gewünschtes Ergebnis zu erreichen. Demgegenüber glauben Menschen mit *externer Kontrollüberzeugung*, dass die Dinge in ihrem Leben außerhalb der eigenen Kontrolle liegen. Sie sehen sich abhängig vom Schicksal oder mächtigen anderen. Sie erleben eine geringe Möglichkeit, ihre Umgebung zu beeinflussen, und erleben sich äußeren Mächten ausgesetzt.

> »Die meisten von uns erleben sich im mittleren Bereich der Kontrollüberzeugung; wir denken, dass wir einige Dinge (zum Beispiel unsere Gesundheit) beeinflussen können, aber stellen auch fest, dass wir auf anderes (zum Beispiel das Wetter) keinen Einfluss haben« (Nelson a. Singg 1998, p. 354).

Menschen mit internaler Kontrollüberzeugung sehen ein Problem als Herausforderung und wählen problemorientierte Bewältigungsstrategien. Demgegenüber neigen Menschen mit externaler Kontrollüberzeugung in verstärktem Maße dazu, Bedrohungen wahrzunehmen, und wenden emotionale Bewältigungsstrategien an (Lauer et al. 2008). Die Erfassung der Kontrollüberzeugung bei Jugendlichen mit NSSV mittels des FKK (Fragebogen zu Kompetenz- und Kontrollüberzeugungen) kann deshalb als hilfreich nicht zuletzt auch zur Einschätzung einer Suizidgefahr angesehen werden, da viele Studien auf einen Zusammenhang zwischen einer externen Kontrollüberzeugung sowie einem erhöhten Suizidrisiko verweisen (siehe Rotthaus 2017, S. 104).

Durchgängig sollten sich Therapeutinnen in der Arbeit mit Jugendlichen und jungen Erwachsenen darum bemühen, dass ihre Klientinnen ein Erleben von Kontrolle und Einfluss auf die Geschehnisse in ihrem Leben entwickeln. Das kann bereits in der ersten therapeutischen Begegnung geschehen, indem die Therapeutin ihre Klientin entscheiden lässt, ob das Gespräch im Zimmer der Therapeutin oder beispielsweise während eines Spaziergangs erfolgen soll, welchen Platz sie im Zimmer der Therapeutin wählen möchte, welches Thema im Mittelpunkt des Gespräches stehen soll, welcher Tag ihr für das nächste Gespräch sinnvoll erscheint und vieles andere mehr. Je stärker die Therapeutin die Bedeutung des Kontrollerlebens im Sinn hat, umso mehr Gelegenheiten wird sie finden, ihrer Klientin Entscheidungsmöglichkeiten zu übertragen.

Eine Möglichkeit dazu ist, die »Aufschiebefähigkeit«, das heißt die Zeit zwischen dem Impuls zur Selbstverletzung und der tatsächlichen Handlung zu thematisieren. Denn viele Jugendliche führen das NSSV nicht sofort durch, sondern suchen geeignete Augenblicke, in denen sie allein sind und/oder in denen sie ihr Selbstverletzungsritual durchführen können. Sie können also die Handlung selbst aufschieben, was bedeutet, dass sie in dieser Zeit ihr Handeln steuern und kontrollieren. Das kann man würdigen und bewundern:

> Ich staune, dass du das so lange aufschieben kannst und über diese Zeit dein Verhalten kontrollierst.
>
> - Wie machst du das?
> - Wie schaffst du das, wenn sich über längere Zeit keine Gelegenheit bietet, allein zu sein?
> - Was sagt dir das über deine grundsätzlichen Fähigkeiten?

Evans, Owens und Marsh (2005) schließen aus ihren Forschungen, dass eine gesunde emotionale und soziale Entwicklung unter anderem unterstützt wird durch den Zugang zu Plätzen und Orten, an denen die jungen Menschen die Möglichkeit haben, Änderungen zu bewirken, einen Gegenstand als Besitz wahrzunehmen und

Kontrolle über ihre Umwelt zu empfinden. Offensichtlich seien sie zudem besser in der Lage, mit Stress, psychischen Problemen und dem Gefühl von Hoffnungslosigkeit umzugehen, wenn sie Zugang zu Plätzen in der Natur, Treffpunkten (»gathering places«) und einer Umgebung hätten, in der sie Autonomie und ein Gefühl von Kontrolle finden könnten. Die von ihnen untersuchten Jugendlichen hätten beispielsweise einen Park (Jungen), einen Platz mit einem Ausblick (Mädchen und Jungen) und andere Orte draußen (Mädchen und Jungen) als Lieblingsplätze bezeichnet, wo sie allein sein können. Die Autoren empfehlen, in der Arbeit mit den Jugendlichen – besonders mit weiblichen Jugendlichen – diesen Sinn für Zugehörigkeit und Engagement in das Zuhause zu fördern. So könnte die Therapeutin beispielsweise mit einer Jugendlichen oder jungen Erwachsenen erörtern, wieweit sie in der Lage und bereit ist, ihr eigenes Zimmer im elterlichen Haushalt beispielsweise mit Plakaten und lieb gewordenen Besitztümern selbst zu gestalten und damit ein Erleben von Kontrolle und Selbstbestimmung zu entwickeln. Ist das nicht möglich, könnte die Therapeutin ihrer Klientin die Idee nahebringen, in der Umgebung einen Platz zu suchen, der ihr Bemühen erleichtert, ihren Stress zu reduzieren – beispielsweise ein Ort, an dem sie allein sein kann.

Zuweilen bietet es sich auch an, den Jugendlichen und jungen Erwachsenen in einer Imaginationsübung »ihren sicheren Ort« in einem möglichst konkret anschaulichen Bild entwickeln zu lassen. In einem entspannten Zustand wird sie aufgefordert, sich einen Ort auszudenken, an dem sie sich vollkommen sicher und wohlfühlt. Dies ist ein fantasierter Ort, der gegenüber anderen Einflüssen abgesichert ist. Wenn die Klientin an »ihrem sicheren Ort« angekommen ist, wird sie dazu ermuntert, ihn mit all seinen Anmutungsqualitäten wie Gerüchen, Farben und Geräuschen wahrzunehmen. Gegebenenfalls kann sie ihn weiter so ausgestalten, dass alles angenehm und sicher ist und damit ein imaginierter guter Platz, an den sie sich begeben kann, wenn Gedanken an Selbstverletzung sie allzu sehr bedrängen. Sie kann vor allem aber auch einen Raum schaffen, an dem sie in der Lage ist, eine bessere Zukunft zu imaginieren, neue Ziele zu entwickeln und fürsorgliche Handlungen zu finden, die ihren Körper unversehrt lassen.

9.12 Die Ressourcen-Timeline

Ressourcenarbeit mit der Timeline (Zeitlinie) ist ein für Jugendliche und junge Erwachsene sehr angemessenes Vorgehen, da es handlungsorientiert ist und aus dem üblichen, oft etwas statischen Gesprächssetting hinausführt. In Fällen von NSSV spielt nicht selten ein geringes Selbstwerterleben eine große Rolle, weshalb es hilfreich ist, Jugendlichen oder jungen Erwachsenen zu helfen, sich ihrer Stärken und Fähigkeiten bewusster zu werden.

Erster Schritt: Die Therapeutin fordert ihre Klientin auf, mit einem Seil ihre Lebenslinie im Raum zu legen, von der Geburt über das Heute hinaus in Richtung Zukunft. Sodann wird das Heute, beispielsweise mit einem Klebeband quer zur Lebenslinie, markiert.

Zweiter Schritt: Das Ziel, das in der Zukunft (beispielsweise in einem Jahr) erreicht werden soll, wird (noch einmal) konkret und anschaulich in der Gegenwartsform (!) beschrieben. Die wichtigsten Aspekte werden von der Patientin auf eine größere Moderationskarte geschrieben und diese Karte an dem Zukunftspunkt des Seils niedergelegt.

Dritter Schritt: Die Therapeutin geht mit der Jugendlichen oder junge Erwachsenen nun zum Anfangspunkt des Seils, zum Zeitpunkt ihrer Geburt. Sie fragt sie, was sie denn wohl an Ressourcen und Stärken mit auf die Welt gebracht, von den Eltern und sonstigen Verwandten geerbt habe.

- Welche Stärken zeichnete deine Mutter aus, welche deinen Vater?
- Welche besonderen Fähigkeiten waren und sind Merkmale deiner Familie?
- Welche Geschichten werden über dich als Baby erzählt? Warst du ruhig und sehr angepasst oder hast du viel geschrien und deinen Willen durchgesetzt?

Gemeinsam mit der Therapeutin erarbeitet die Jugendliche oder junge Erwachsene nun Begriffe, die das von ihr Beschriebene gut zusammenfassen. Die Therapeutin fragt ihre Klientin, welche

Stärken sie in ihren Beschreibungen erkennt, und macht auch selbst Vorschläge, die sie zur Diskussion stellt. Ist ein geeigneter Begriff gefunden, fordert sie ihre Klientin auf, diesen auf eine Moderationskarte zu schreiben und sie an der zeitlichen Stelle, über die gerade gesprochen wird, neben das Seil zu legen.

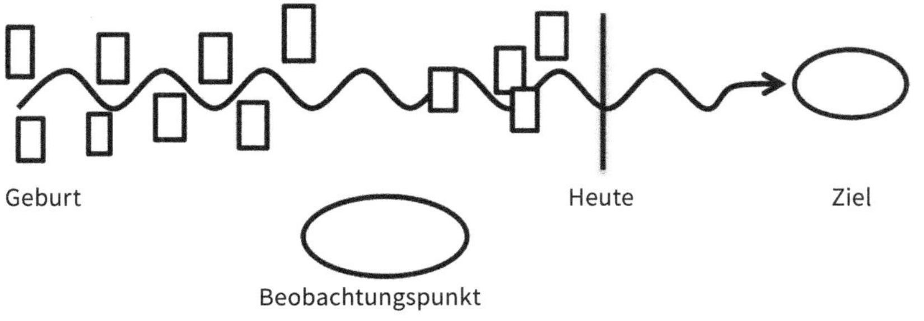

Abb. 4: Die Ressourcen-Timeline

Dann gehen die Therapeutin und ihre Klientin weiter zu einem nächsten bedeutsamen Zeitpunkt im Lebenslauf, vielleicht zur Kindergartenzeit.

- Welche Bilder der Erinnerung an das Mädchen damals tauchen auf?
- Wie gelang dir die Trennung von der Mutter / dem Vater?
- Erinnerst du ein fröhliches, aktives Kind, das gerne mit den anderen gespielt hat, oder ein Mädchen, das oft mit den anderen in Streit geriet?
- Welche Stärken und Fähigkeiten hast du damals entwickelt?

Weiter geht es auf der Lebenslinie, und so kommen die Therapeutin und ihre Klientin auch an Zeitpunkte oder Zeitphasen, in denen Schicksalsschläge eingetreten sind oder dem Kind bzw. der Jugendlichen schlimme Dinge zugefügt wurden. Diese Ereignisse muss die Therapeutin nochmals (sie kennt sie wahrscheinlich schon) hinreichend würdigen. Auf dieser Basis kann sie dann fragen:

- Wie hast du diese Ereignisse überstanden?
- Welche Eigenschaft, welche Stärke hat es dir möglich gemacht, das alles zu überstehen?
- Du hast das überlebt! Wie hast du das geschafft?
- Wie hast du dich gegen Übergriffe gewehrt? (Siehe Abschnitt 9.10.)
- Welche Fähigkeit(en) hast du in diesen schlimmen Zeiten entwickelt, die dir für dein weiteres Leben nützen können?
- Was ist das genau?
- Mit welchem Wort lässt sich das beschreiben?

Dieses gemeinsame Forschen der Therapeutin und ihrer Klientin nach guten begrifflichen Beschreibungen ist ein Kernpunkt dieser therapeutischen Arbeit. Erst wenn die Jugendliche oder junge Erwachsene am jeweiligen Punkt der Zeitlinienarbeit ihre Stärke so kennzeichnet, wie sie für sie stimmig und richtig ist, entwickelt sie ein Bewusstsein der Meinhaftigkeit. Das ausdauernde Suchen nach der richtigen Kennzeichnung stärkt die Erinnerung daran. In dieser Weise geht die Therapeutin mit ihrer Klientin die Lebenslinie ab, bis sie zu dem Heute kommen.

Vierter Schritt: Jetzt stellen sich die Klientin und ihre Therapeutin an einen Punkt neben der Lebenslinie und schauen gemeinsam auf die vielen Karten, auf die die Jugendliche oder junge Erwachsene die erarbeiteten Begriffe geschrieben hat. Gemeinsam staunen sie darüber, welch große Zahl Stärken und Ressourcen da zusammengekommen ist.

Fünfter Schritt: Nun fordert die Therapeutin ihre Klientin auf, alle Karten einzusammeln und damit mit Blick in die Zukunft auf die Linie des Heute zu treten. Mit den Stärkekarten in beiden Händen geht die Klientin dann zu ihrem Ziel, das sie erreichen möchte, und beschreibt noch einmal genau, wie sie sich an diesem Punkt fühlt und verhält. Die Therapeutin fordert ihre Klientin dann auf, sich noch einmal umzudrehen und auf das Heute zurückzuschauen. Dann kann sich die »Ziel-Klientin« bei der »Heute-Klientin« dafür bedanken, dass die im Heute so intensiv an sich gearbeitet hat, dass es ihr, der »Ziel-Klientin«, nun richtig gut geht. Vielleicht schreibt sie der Klientin von heute noch einen »Brief aus der Zukunft«, indem sie diesen Dank wiederholt.

10 Musiktherapie

Musik war und ist ein wichtiger Bestandteil der Jugendkultur. Das gilt heute in einer Zeit, in der Musik so präsent und zugänglich ist wie nie zuvor, in besonderem Maße. Ein Leben ohne Musik ist für die meisten Jugendlichen und jungen Erwachsenen undenkbar. Musikhören dient der Stimmungsregulierung und ist Ausdruck der Persönlichkeitsentwicklung. Die Präferenz verschiedener Stile und Musikgenres bestimmt über Zugehörigkeiten zu unterschiedlichen Subkulturen und Jugendbewegungen. Nach Sauer, Barth und Klosinski (2004, S. 112) ist Musik bei gesunden und psychisch kranken Jugendlichen ein Medium der Kommunikation und der Orientierung im sozialen Gefüge.

> »Die Musik ermöglicht Jugendlichen die Auseinandersetzung mit ihrer eigenen Identität (z. B. Sexualität, Gefühlen, Kritik gegenüber Institutionen). Musik kann so auch zur Ausdrucksform des eigenen Empfindens werden und zu dessen Ausgestaltung und Differenzierung beitragen.«

Insofern ist es nicht überraschend, dass Musik auch für viele Jugendliche und junge Erwachsene, die zu einem selbstverletzenden Verhalten neigen, eine wichtige Funktion bei der Regulation ihrer Emotionen erfüllt. Stegemann et al. (2010) berichten, dass die Mehrzahl der von ihnen Befragten angegeben habe, Musik bewusst zur Stimmungsaufhellung einzusetzen. Sie hätten Musik häufig als bewährtes »Entspannungsverfahren« bezeichnet. Musikhören könne, als Skill eingesetzt, offensichtlich zu einer Abnahme von NSSV führen. Musik erfülle für Jugendliche oft selbstregulatorische Funktionen, so wie sie auch für das selbstverletzende Verhalten selbst beschrieben werde. Allerdings könne Musik auch genutzt werden, um negative Emotionen und dysfunktionale Kognitionen noch zu verstärken. Nähere Analysen dazu hätten gezeigt, dass dabei neben der gewählten Musik und dem Text von Liedern der situative Kontext und individuell biografische Erfahrungen das emotionale Erleben wesentlich bestimmt hätten.

Angesichts dieser Ausgangssituation liegt es nahe, Musik in der therapeutischen Arbeit mit Jugendlichen und jungen Erwachsenen, die sich selbst verletzen, als Medium einzusetzen, das den Zugang zum Patienten erleichtert. Nach eigenen Erfahrungen ist besonders die Musiktherapie nach Nordoff und Robbins (NRMT) dafür geeignet, da die Patientin in der Regel aktiv mit einbezogen wird. Die Musiktherapeutin antwortet dabei auf das Spiel der Patientin – gegebenenfalls auch auf ihre ausbleibende Aktivität – und gestaltet dabei ein musikalisches Wechselgespräch mit hohem emotionalen Gehalt, in dem die Patientin eine durch Affektabstimmung gekennzeichnete Beziehungserfahrung machen kann. Denn die Musiktherapeutin bezieht sich in der Wahl ihrer musikalischen Mittel auf die Affektlage ihrer Patientin, die sie hört und beantwortet. Dabei zeigt sie, dass sie den Affekten der Jugendlichen oder jungen Erwachsenen in Dynamik und Intensität gewachsen ist. Gleichzeitig zeigt sie sich in der Lage, die wahrgenommene Gefühlslage abzustimmen und zu regulieren, indem sie sie durch entsprechende Spielideen kanalisiert und gestaltet (siehe Kupski u. Schultz-Venrath 2014).

Plener und Sukale (2020, S. 310 f.) berichten über das musiktherapeutische Bandprojekt »Rocken statt Ritzen«. Es handelt sich um ein Gruppenangebot. Ergänzend werden auch therapeutische Einzelgespräche angeboten. Das musiktherapeutische Arbeiten beinhaltet sowohl rezeptive als auch aktive Interventionen. Im Mittelpunkt des Angebots steht die Band-Arbeit, bei der in Kooperation auch mit professionellen Musikerinnen unterschiedliche Musikstücke erarbeitet werden. Vor allem das Gesangscoaching zeigt einen großen Effekt auf den Selbstwert der Jugendlichen, weil neben dem Singen auch selbstbewusstes Auftreten thematisiert wird. Um auch das familiäre Umfeld mit einzubeziehen, finden Elternabende statt, an denen Informationen zum NSSV, zur Psychotherapie bei NSSV, zum Umgang in der Familie mit NSSV und Informationen zur eigenen Stressregulation gegeben werden. In einer Nachuntersuchung haben sich eine hohe Therapieadhärenz, ein signifikanter Rückgang der Depressionswerte und ein deutlicher Trend hinsichtlich einer Abnahme der Häufigkeit von NSSV gezeigt.

11 Stationäre Therapie

Eine stationäre Aufnahme kann notwendig werden, wenn eine Jugendliche oder junge Erwachsene, die selbstverletzendes Verhalten zeigt, Suizidpläne äußert, von denen sie sich nicht zu distanzieren vermag. Weitere Indikationen für eine stationäre Therapie sind in Anlehnung an die AWMF-Leitlinie (Plener et al. 2017) erhebliche körperliche Schäden oder Situationen, die eine enge Überwachung notwendig machen, sowie eine nicht ausreichende Verbesserung der Symptomatik im Rahmen einer ambulanten oder teilstationären Behandlung.

Große Bedeutung kommt den Mitarbeiterinnen des Pflege- und Erziehungsdienstes im Umgang mit jungen Menschen, die sich selbst verletzen, zu. McAllister und Kolleginnen (2002) untersuchten die Haltung und Einstellung gegenüber solchen Patientinnen und kamen zu dem Schluss, dass eine Schulung für den Umgang gerade mit ihnen unverzichtbar sei. Selbst wenige Trainingseinheiten würden ein besseres Verständnis für diese Symptomatik, eine positivere Einstellung und Haltung gegenüber den Patientinnen bewirken und mehr Sicherheit im Umgang mit Krisensituationen schaffen. Die Mitarbeiterinnen würden eine größere Zufriedenheit mit der eigenen Arbeit entwickeln, wodurch die selbst erlebte Belastung sinke. In solchen Schulungen sind unbedingt auch die Mitarbeiterinnen einzubeziehen, die die Nachtdienste übernehmen. Denn manche Patientinnen führen das selbstverletzende Verhalten vor allem nachts durch, wenn sie allein sind, wenn Erinnerungen an besonders belastende Situationen aufkommen und die Aufsicht gering ist.

Wie bereits unter Abschnitt 5.2.8 dargestellt, empfehlen Nixon und Heath (2008) für den stationären Aufenthalt, das NSSV als Lösungsversuch zu konzipieren, weil auf diese Weise am ehesten eine kooperative und unterstützende Beziehung sowohl zu den jungen Menschen als auch zu ihren Eltern hergestellt werden könne. Aufgrund ihrer Erfahrung würden sie die Familie, wenn immer möglich, in die Behandlung einbeziehen. Die Familie sei dabei als wichtiger Teil der Lösung zu betrachten. Für die Begegnung mit der Patientin und ihrer Familie beschreiben sie mit Bezug auf Fristad und Goldberg-Arnold (2003) eine Haltung, die geprägt ist durch den hier sinngemäß wiedergegebenen Satz: »Das NSSV ist nicht eure Schuld, aber es ist eure gemeinsame Herausforderung.«

Basierend auf Erkenntnissen zu den Funktionen des NSSV (siehe Abschnitt 5.2) solle, so die Autoren, weiter erforscht werden, welche Funktion oder welche Funktionen das NSSV im jeweiligen Einzelfall habe. Darauf aufbauend sei mit der Patientin und ihrer Familie zu überlegen, wie dieses Ziel oder diese Ziele auf weniger selbstzerstörerische Weise erreicht werden könnten.

Den Mitarbeiterinnen des Pflege- und Erziehungsdienstes kommt die Aufgabe zu, mit der jeweiligen Patientin geeignete Ersatzhandlungen herauszufinden, die ihr helfen können, die Selbstverletzung zu vermeiden. Wie in Abschnitt 7.4 dargestellt ist dafür beispielsweise ein Gummiband am Handgelenk geeignet, dass die Patientin gegen die Haut schnellen lassen kann, um einen Schmerzreiz auszulösen. Andere Möglichkeiten sind, auf eine Chilischote zu beißen oder einen Eiswürfel so lange auf die Haut zu pressen, bis sie schmerzt.

Darüber hinaus sollten die Mitarbeiterinnen auf der Station die Jugendliche oder junge Erwachsene dabei unterstützen, das Aufkommen von Ärger- und Erregungsreaktionen rechtzeitig zu erkennen. Als geeignetes Mittel dazu kann ein Fragebogen zur Verhaltensanalyse dienen. Damit lassen sich für sie geeignete Maßnahmen der Ablenkung und der Selbstberuhigung herausfinden wie das Hören entspannender Musik, die Bitte um ein Gespräch, die Frage nach einer Medikation oder das Aufsuchen eines sicheren Platzes auf der Station. Auch dazu finden sich noch weitere Anregungen in Abschnitt 7.4.

Verhaltensanalyse des NSSV

Das selbstverletzende Verhalten

- Bitte beschreibe dein selbstverletzendes Verhalten ganz genau.
- Was hast du genau gemacht? Mit welchem Werkzeug? Wie und wo an deinem Körper?
- An welchem Ort hast du das gemacht? Wer war mit dabei?

Vorausgehende Bedingungen

- Wann hast du begonnen, dich irgendwie unwohl zu fühlen?
- Welches Ereignis stand da ganz am Anfang?
- Welche Gedanken oder Gefühle hat dieses Ereignis genau bei dir ausgelöst?
- Gab es in dieser Situation irgendetwas, das dich besonders empfindlich machte (schlechtes Schlafen; körperliche Probleme; Streit mit anderen; Einsamkeit; ein Gefühl, das dich keiner versteht; Konsum von Alkohol oder Drogen; ein eigenes Verhalten, das dich belastet hat)?
- Und wie haben diese Gedanken und Gefühle dich dann weiter beeinflusst?
- Welche Körperempfindungen hast du wahrgenommen?
- Was war deiner Meinung nach am wichtigsten? Was hast du dann vor der Selbstverletzung noch getan oder dir vorgestellt?

Die Folgen deines Verhaltens

- Welche positiven oder negativen Folgen hatte dein selbstverletzendes Verhalten (kurzfristig – mittelfristig – langfristig)? Was hast du dabei gefühlt? Wie haben andere reagiert? Wie ging es dir einige Zeit später?

Mögliche Alternativen beim nächsten Mal

- Schau noch mal zurück: An welchem Punkt hättest du anders handeln können, um das selbstverletzende Verhalten zu verhindern?
- Gibt es irgendetwas, das du hättest tun oder nicht tun können, um weniger empfindlich zu reagieren?
- Welche Fertigkeiten oder welches Bewältigungsverhalten hättest du anwenden können oder würdest du bei einem nächsten Mal einsetzen?
- Was hat dieses Mal den Gebrauch der Fertigkeiten verhindert?

Am günstigsten ist es, wenn eine Mitarbeiterin diese Verhaltensanalyse mit der Patientin erarbeitet. Die dabei entwickelten Maßnahmen können dann in einem Plan zum Erregungsmanagement zusammengefasst werden, auf den die Patientin immer zurückgreifen kann. Das kann ihr helfen, ein Kontrollerleben zu entwickeln. Ein solcher Plan kann beispielsweise folgendermaßen aussehen (die hier angeführten Handlungen sind lediglich als Anregungen für das Gespräch mit der Patientin gedacht):

Plan von Petra P. zum Erregungsmanagement

Wie ich selbst mit schlechten Gefühlen umgehen kann

Ich bemerke, dass ich in eine schlechte Stimmung hineinrutsche und Gedanken an die Selbstverletzung aufkommen.

Ich lenke mich von diesen Gedanken ab und sorge für eine bessere Stimmung, indem ich folgende Skills einsetze:

- den Kopfhörer aufsetze und mein Lieblingsmusik höre
- eine andere Jugendliche aus meiner Gruppe anspreche
- mir etwas Gutes tue (rausgehe, Eis esse, ...), zum Fitnesstraining gehe
- ein Plakat meiner Lieblingsband kaufe und in meinem Zimmer aufhänge
- meinen Lieblingsplatz aufsuche, an dem ich meine Ruhe habe
- ...

Wir als Erzieherinnen werden dafür sorgen, dass P. sich möglichst nicht verletzt, indem wir ...

- darauf achten, dass P. genug schläft und keinen Alkohol trinkt, keine Drogen nimmt
- dafür sorgen, dass eine von uns für P. immer erreichbar ist
- ...
- *Ich merke, dass es mir nicht gelingt, mich von meinen Gedanken und Plänen, mich selbst zu verletzen, abzubringen.*
- Ich hole mir Unterstützung, indem ich ...
- die Erzieherin anspreche (sie soll nur zuhören)
- die Erzieherin bitte, mit mir zu überlegen, welche Skillmaßnahme ich im Augenblick anwenden kann
- eine andere Jugendliche oder junge Erwachsene bitte, irgendetwas mit mir zu unternehmen
- ...

Ich merke, dass eine Stimme in mir immer drängender und lauter sagt: Verletz dich selbst!

- Ich schütze mich, indem ich ...
- vermeide, in einem Raum allein zu sein
- meine Therapeutin um einen möglichst schnellen Termin bitte.

Alternativ lässt sich mit der Jugendlichen eine »Skillskiste« oder ein »Notfallkoffer« erstellen, auf den die Jugendliche oder junge Erwachsene in Stresssituationen zurückgreifen kann.

Im Übrigen sollten folgende Empfehlungen beachtet werden:

- Die Patientin sollte während des Aufenthalts lernen, ihre eigenen Wunden selbst zu versorgen.
- Eine regelmäßige Einschätzung der Suizidalität sollte vorgenommen werden.
- Im Hinblick auf die »Ansteckungsgefahr« sollte die Patientin angehalten werden, ihre Wunden nicht offen in der Gruppe zu zeigen. Gleichzeitig ist es nicht sinnvoll, aus der Tatsache, dass ein Mitglied der Gruppe sich selbst verletzt, ein Geheimnis zu machen. Vielmehr sollte NSSV (ohne Nennung des Namens der Patientin) in einem Gruppengespräch offen thematisiert werden.
- In den Zeiten ohne akute Symptomatik sollte ein Stationsmilieu mit möglichst vielen Aktivitäten realisiert werden, die von den Gedanken an selbstverletzendes Verhalten ablenken.
- Selbstverletzendes Verhalten eines Gruppenmitglieds kann für die Mitglieder des Betreuungsteams sehr belastend sein. Jede erneute gravierende Selbstverletzung, die möglicherweise sogar eine Versorgung in der chirurgischen Ambulanz erfordert, ist geeignet, spontane Ärgerreaktionen auszulösen. Die wünschenswerte, sachlich distanzierte Haltung bei der Einleitung der notwendigen Maßnahmen stellt eine große Herausforderung dar. Es ist deshalb wichtig, dass zwischen den Mitarbeiterinnen eine Atmosphäre herrscht, in der über die eigenen Gefühle angesichts der Selbstverletzungen offen gesprochen und die Dynamik zwischen Patientin und Betreuerin erörtert werden kann. Aber auch in der Supervision müssen dieses Thema und vor allem auch die Gefahr von Spaltungen innerhalb des Teams ihren Platz finden.
- Rechtzeitig vor der Entlassung sollte Kontakt zu einer Therapeutin vor Ort gesucht werden, damit eine ambulante Fortsetzung der Therapie ohne größere Wartezeit möglich wird.

12 Medikamentöse Therapie

Bislang gibt es weder im Erwachsenenalter noch im Jugendalter zugelassene psychopharmakologische Behandlungsoptionen für die direkte Beeinflussung von NSSV. Jeder Medikationsversuch ist daher »off label« und muss genau mit den Betroffenen und bei Jugendlichen auch mit den Erziehungsberechtigten besprochen und besonders sorgfältig dokumentiert werden. Betrachtet man die einzelnen Substanzklassen, gibt es keine Evidenz für die direkte Beeinflussung von NSSV durch Serotonin-Wiederaufnahmehemmer, wobei ein Einsatz bei einer depressiven Grunderkrankung dennoch sinnvoll erscheint. Es gibt auch keine Empfehlung für Antikonvulsiva und Benzodiazepine. Opioidantagonisten sind für Jugendliche ohne Entwicklungsstörungen nicht indiziert. Eine Reduktion von NSSV bei Patientinnen mit einer Borderline-Persönlichkeitsstörung konnte durch Antipsychotika erreicht werden. Bei Jugendlichen mit tiefgreifenden Entwicklungsstörungen oder mentaler Retardierung haben sich Opioid-Rezeptor-Antagonisten wie Naltrexon als wirksam erwiesen, jedoch nicht bei »normal« entwickelten Jugendlichen (Plener u. Libal 2013).

Generell lässt sich sagen, dass eine psychopharmakologische Therapie immer gemeinsam mit Psychotherapie einhergehen soll. Falls eine psychotherapeutische Behandlung nur wenig erfolgreich ist, kann zusätzlich eine medikamentöse Unterstützung erwogen werden.

> »In einem ersten Schritt sollen … zunächst die begleitenden psychiatrischen Störungsbilder leitliniengerecht behandelt werden (z. B. die Anwendung von Antidepressiva bei Vorliegen einer depressiven Störung). Sollte dies zu keiner Verbesserung führen, so können in einem zweiten Schritt die Symptome erhoben werden, die mit NSSV in Zusammenhang stehen, wie etwa Angst, Wut oder Anspannung. … Für die tatsächliche symptomatische Behandlung bei NSSV gibt es kaum Hinweise auf die Wirksamkeit einer Medikation. Es kann aber dennoch notwendig werden, starke innere Anspannungszustände im Sinne einer Notfallmedikation (›pro re nata‹) zu behandeln. Aufgrund

der Datenlage zu Benzodiazepinen ist hier an den Einsatz niedrigpotenter konventioneller Antipsychotika mit stärker sedierender Wirkung zu denken« (Plener 2015, S. 102).

depressive Stimmungslage Zwangssymptomatik Angstsymptomatik	selektive Seretonin-Wiederaufnahmehemmer (SSRI)	Fluoxetin (zugelassen ab 8. Lj. zur Behandlung der Depression; Dosisspektrum 10–40 mg[12]) Sertralin (zugelassen ab 6. Lj. zur Behandlung der Zwangsstörung; Dosisspektrum 50–200 mg/Tag) Fluvoxamin (zugelassen ab 8. Lj. zur Behandlung der Zwangsstörung; Dosisspektrum 100–250 mg/Tag)
Impulskontrollstörungen massive Stimmungsschwankungen	atypische Antipsychotika	Aripiprazol (zugelassen ab 15. Lj. zur Behandlung der Schizophrenie; Dosisspektrum 2,5–10 mg) Ziprasidon (zugelassen ab 10. Lj. zur Behandlung der bipolaren Störung; Dosisspektrum 20–80 mg/Tag) Risperidon (zugelassen ab 8. Lj. f. 6 Wochen b. niedriger Intelligenz zur Behandlung von Impulskontrollstörungen; Dosisspektrum 0,5–4 mg
starke Spannungszustände (»Ritzdruck«)	konventionelle niedrig-potente Antipsychotika	Chlorprothixen (zugelassen ab 3. Lj. zur Behandlung psychomotor. Erregung; Dosisspektrum 10–20 mg)

Tab. 2: Beispiele zur psychopharmakologischen Behandlung von Symptomclustern (Plener 2012, S. 102)

Aus kinder- und jugendpsychiatrischen Praxen wird berichtet, dass sich im Falle von akutem »Ritzdruck« häufig Pipamperon (20–40 mg) wegen seiner schnellen Anflutung und einer kurzen Wirkungszeit von bis zu vier Stunden bewährt hat, um Entspannung und Reizabschottung zu erreichen.

12 Produkthaftung: Für Angaben über Dosierungsanweisungen und Applikationsformen kann keine Gewähr übernommen werden. Derartige Angaben müssen anhand anderer Literaturstellen auf ihre Richtigkeit überprüft werden.

13 Selbstverletzendes Verhalten in der Schule

Lehrerinnen und Lehrer gehören oft zu den ersten, die ein selbstverletzendes Verhalten bei einer Schülerin wahrnehmen. Ihnen fallen unerklärliche oder von der Schülerin nicht erklärte Schnittwunden oder Brandverletzungen auf. Sie bemerken, dass eine Schülerin sich angesichts des Wetters ganz unangemessen kleidet. Sie beobachten, dass eine Schülerin beim Sport den Wechsel der Kleidung zu vermeiden sucht. Zuweilen macht auch eine Mitschülerin die Lehrerin auf das NSSV einer Klassenkameradin aufmerksam.

Wird ein selbstverletzendes Verhalten einer Schülerin bekannt, sollte die Lehrerin der Schülerin ruhig und mitfühlend begegnen. Allein die Mitteilung, dass sie ein solches Verhalten kennt und um andere Jugendliche weiß, für die NSSV ein Weg ist, mit heftigem seelischen Schmerz umzugehen, knüpft ein erstes Band des Vertrauens. Das wird bestärkt, wenn die Lehrerin im Gespräch die Formulierungen aufgreift, die die Schülerin für ihr NSSV wählt. Zudem ist für die Schülerin die Information wichtig, dass ihr Verhalten keinerlei schulische Sanktionen zur Folge hat. Getragen von einer »respektvollen Neugier« kann die Lehrerin dann versuchen, ein eingehenderes Gespräch mit der Schülerin zu beginnen, um zu einer Einschätzung der Gefährdung zu kommen (»Ich vermute, dass du über irgendetwas ganz unglücklich oder verärgert bist. Ich würde mich freuen, wenn du mir sagen könntest, wie ich dir helfen kann«). Sodann solle die Schülerin – wenn sie dafür Interesse zeigt – Informationen über weiterführende Hilfen in der Region erhalten.

Bei lediglich oberflächlichem NSSV und einem Fehlen von Hinweisen auf eine psychische Erkrankung können eine Beratung der Schülerin und gelegentliche Wiederaufnahmen dieses Gespräches ausreichen (Toste a. Heath 2010). Die Lehrerin darf der Schülerin aber niemals Vertraulichkeit zusichern, die sie später gegebenenfalls nicht einhalten kann. Günstig ist es, wenn in der Schule eine Regelung besteht, wann beispielsweise die Vertrauenslehrerin oder die Schulsozialarbeiterin einzubeziehen ist, worüber die jeweilige Schülerin dann selbstverständlich informiert werden muss. Gut ist es, wenn die Lehrerin in der Folgezeit ihre Beziehung zu der Schülerin aufrechterhält, auch wenn Eltern und professionelle Helferinnen einbezogen werden müssen.

Denn spätestens bei offensichtlich wiederholtem NSSV muss Kontakt zu den Sorgeberechtigten aufgenommen werden, um mit ihnen gemeinsam zu überlegen, welche nächsten Schritte zur Unterstützung der Schülerin erforderlich sind. Mit der betroffenen Schülerin selbst sollten Absprachen getroffen werden, dass sie mit ihren Mitschülerinnen und Freundinnen möglichst wenig über ihre Selbstverletzungen spricht und ihre Narben und offenen Wunden nicht zeigt, damit diese nicht zu einem solchen Verhalten verleitet werden. Ihr, der Lehrerin, sei es wichtig, ein Ansteckungsverhalten innerhalb der Klasse zu verhindern.

Nach den bisherigen Erkenntnissen (Robinson et al. 2008) kann eine Schulung von Beratungslehrerinnen erreichen, dass diese sich im Umgang mit dem selbstverletzenden Verhalten von Schülerinnen sicherer fühlen. Dreiviertel der Teilnehmerinnen berichteten nach dem Training, ihren Umgang mit den Schülerinnen mit NSSV geändert zu haben. Es handelte sich um eine zweitägige Veranstaltung, in der unter anderem Informationen zur Epidemiologie von NSSV und Suizidalität, zu Warnzeichen und zur Risikoabschätzung gegeben wurden. Zusätzlich wurden mögliche Therapieansätze vorgestellt und der Sinn von Schulprotokollen besprochen.

Ein solches Schulprotokoll (Walsh 2006; Plener et al. 2012) setzt voraus, dass an der Schule eine verantwortliche Person benannt ist, die entsprechend geschult wurde. Dieser Person werden alle Wahrnehmungen von NSSV gemeldet, die daraufhin Kontakt zu der Jugendlichen aufnimmt und eine Risikoabschätzung trifft, über die sie die jeweilige Lehrerin informiert. Wenn ein Anruf bei den Eltern erforderlich erscheint, erfolgt dies in Anwesenheit der Schülerin. In diesem Gespräch werden Vorschläge für weiterführende ambulante psychotherapeutische oder psychiatrische Hilfen gemacht.

In den USA wurde das Präventionsprogramm SOSI »Signs of Self-Injury« (Jacobs et al. 2009; Muehlenkamp, Walsh a. McDade 2010) erprobt, das speziell auf selbstverletzendes Verhalten in weiterführenden Schulen ausgerichtet ist. Neben einer Wissensvermittlung zum Thema NSSV stehen Kommunikationstrainings im Vordergrund, die die Schülerinnen befähigen sollen, besser auf Mitschülerinnen mit NSSV einzugehen und diese in ihrer Bereitschaft, sich Erwachsenen anzuvertrauen, zu unterstützen. Eine signifikante Zunahme der Inanspruchnahme professioneller Hilfen konnte nicht erreicht werden. Es zeigte sich allerdings ein deutlicher Effekt in der Reduktion von NSSV.

14 Selbstverletzendes Verhalten in der Jugendhilfe

Generell gilt das für die stationäre Therapie Gesagte auch für die Jugendhilfe. So ist für Jugendliche, die sich selbst verletzen, ein akzeptierendes, wertschätzendes und ressourcenorientiertes Gruppenklima von besonderer Bedeutung. Das auffällige Verhalten der Jugendlichen und gerade auch das selbstverletzende Verhalten sollte verstanden werden als der zurzeit für die jeweilige Jugendliche beste Lösungsversuch, der ihr zur Verfügung steht. »Lehne uns nicht ab, wir brauchen wirklich deine Unterstützung und die Akzeptanz unserer Selbstverletzung«, heißt es in dem in Abschnitt 6.1 referierten »Forderungskatalog« von Menschen, die sich selbst verletzen. Wichtig ist es zudem, dass die Betreuerinnen sich nicht selbst und das Klima in der Gruppe von dem ernsten und bedrückenden Charakter des selbstverletzenden Verhaltens zu sehr bestimmen lassen, sondern deutlich machen, dass alle Jugendlichen der Gruppe das Recht auf Unbekümmertheit, Lebensfreude und eine lebensbejahende Grundhaltung haben.

Der Jugendlichen, die sich selbst verletzt, sollte im normalen Alltag und bei allen positiven Aktivitäten viel Zuwendung und Aufmerksamkeit gegeben werden. Gleichzeitig ist ein waches Auge erforderlich, um rechtzeitig auf Anzeichen besonderer psychischer Belastung eingehen zu können. In solchen Fällen sollte die Betreuerin die Jugendliche auf ihre Wahrnehmung ansprechen (»Ich habe den Eindruck, in dir kommt gerade ziemlich heftiger Ärger auf … Ist da etwas Richtiges dran?«) Auf diese Weise kann die Betreuerin Modell sein für eine sensible Wahrnehmung von Emotionen und versuchen, mit der Jugendlichen in ein Gespräch darüber zu kommen, wie sie ein weiteres Ansteigen des Ärgers verhindern kann.

Im Übrigen kann es durchaus sinnvoll sein, mit einer Jugendlichen, die sich selbst verletzt, einen Plan zum Erregungsmanagement zu entwickeln, wie er in Kapitel 11 dargestellt ist.

Im Falle einer akuten Selbstverletzung sollte die Wundversorgung (siehe Abschnitt 7.2) möglichst unaufgeregt, ruhig und sachlich erfolgen. In den meisten Fällen ist die Verletzung nicht so gravierend, dass ganz unmittelbares Handeln erforderlich ist. Die Erzieherin sollte zunächst dafür sorgen, dass die anderen Jugendlichen der Gruppe sich zurückziehen und einer Beschäftigung nachgehen. Eine übermäßige Anteilnahme während der Wundversorgung ist zu vermeiden, da sie allzu leicht zu einer unerwünschten Verstärkung des NSSV führen würde. Auch ein längeres Gespräch darüber, wie es zu dem Entschluss, sich selbst zu verletzen, gekommen ist, sollte in dieser Situation nicht erfolgen und auf einen späteren Zeitpunkt verschoben werden. Es hat sich bewährt, mit der Jugendlichen nach Beendigung der Wundversorgung das Entstehen des selbstverletzenden Verhaltens mit Hilfe des Fragebogens zur Verhaltensanalyse des NSSV (siehe Kapitel 11) gemeinsam zu erarbeiten oder sie aufzufordern, diesen Fragebogen selbstständig auszufüllen. Damit wird Interesse bekundet, ohne die Situation emotional aufzuladen. Dieses Vorgehen sollte mit der Jugendlichen, die sich selbst verletzt, im Voraus besprochen werden, damit sie das Verhalten der Erzieherin in der akuten Situation gut versteht.

Im Gruppenalltag lassen sich unterschiedliche Aktivitäten anregen, von denen Jugendliche mit NSSV profitieren, beispielsweise:

Wahrnehmung von Gefühlen durch kreatives Gestalten fördern

Beim Malen, Modellieren mit Ton oder dem Erstellen von Collagen können Jugendliche oft Gefühle zum Ausdruck bringen, die sie nicht verbal zu äußern vermögen. Geschehen diese Aktivitäten in der Gruppe, können alle Beteiligten bei einer anschließenden Betrachtung der Bilder äußern, welche Gefühle bei ihnen ausgelöst werden (ohne dass eine der Beteiligten den Anspruch erheben kann, dass ihre Wahrnehmung »richtig« ist).

Manche Jugendliche können durch das Geschenk eines schönen Buches dafür gewonnen werden, Geschichten oder Gedichte zu verfassen oder in einem Tagebuch ihre Gedanken und Gefühle aufzuschreiben.

Wahrnehmung des Körpers anregen (viele Jugendliche mit NSSV können ihren Körper schlecht spüren und haben wenig Bezug zu ihrem Körper)
Schaumbad genießen, den Körper eincremen, Sport machen, Joggen, einen Selbstverteidigungskurs besuchen

Sinneswahrnehmung schulen
Jüngere Jugendliche lassen sich auch für sog. Kim-Spiele[13] (Hör-Kim, Riech-Kim, Schmeck-Kim, Seh-Kim, Tast-Kim) gewinnen, mit denen die Sinneswahrnehmung geschult wird, beispielsweise:

- *Hör-Kim:* Die Kinder sitzen in einer Reihe mit dem Rücken zur Betreuerin oder bekommen die Augen verbunden. Die Betreuerin macht nun verschiedene Geräusche, z. B. Schlüsselrasseln, Luftballon aufpusten, Würfeln ... Die Kinder sagen nacheinander, was sie meinen, erkannt zu haben.
- *Riech-Kim:* Charakteristische Gerüche wie beispielsweise der von Kaffee, Erdbeermarmelade, Zimt, Banane sollen erkannt werden. Dazu werden kleine Portionen in Plastikbecher gefüllt. Die Becher werden mit Alufolie und einem Gummiband verschlossen. Vorsichtig durchlöchert man die Folie, sodass der Inhalt zu riechen, aber nicht zu sehen ist. Nacheinander erhalten die Kinder diese Geruchsproben und versuchen, den Inhalt zu erkennen.

13 Die Namensgebung beruht auf der Schilderung in Rudyard Kiplings (1865–1936) Roman *Kim* aus dem Jahr 1901. Der Titelheld Kim (Kimball O'Hara) ist ein gewitzter irischer Waisenjunge, der im Slum von Lahore zur Zeit der britischen Herrschaft über Indien aufwächst. Nach Aufdeckung seiner Herkunft soll er nach dem Willen seiner Mentoren in den britischen Geheimdienst eintreten. Kim hat aber Probleme mit der Wahrnehmung, im Denken, im Tasten und im Sehen. Er muss lernen, alle Sinne einzusetzen.

Literatur

Allyn, G., A. Demye a. I. Begue (1976): Self-fighting syndrome in macaques: A representativ case study. *Primates Medicine* 17: 1–22.

Ammerman, B. A. a. S. Brown (2018): The mediating role of self-criticism in the relationship between parental expressed emotion and NSSI. *Current Psychology* 37 (1): 325–333. Verfügbar unter: doi:10.1007/s12144-016-9516-1 [10.03.2023].

American Psychiatric Association (2013): Diagnostic and statistical manual of mental disorders. Arlington (American Psychiatric Publishing), 5th ed.

Aron, A. R. (2011): Von reaktiver zu proaktiver und selektiver Kontrolle: Entwicklung eines umfassenderen Modells zum Stoppen unangemessener Reaktionen. *Biopsychiatry* 69 (12): 55–68.

Asen, E. u. P. Fonagy (2010): Mentalisierungsbasierte Familientherapie. *Psychotherapie im Dialog* 11 (3): 239–243.

Asen, E. u. P. Fonagy (2021): Mentalisierungs-informierte Systemische Therapie und ihre Evidenzbasis. *Kontext* 52 (1): 7–20.

Baetens, I., L. Claes, G. Martin, P. Onghena, H. Grietens, K. Van Leeuwen, C. Pieters, J. R. Wiersema a. J. W. Griffith (o. J.): Is non-suicidal self-injury associated with parenting and family factors? Leuven KU (Faculty of Psychology and Educational Sciences). Verfügbar unter: https://biblio.ugent.be/publication/5705355/file/5705356 [15.03.2023].

Baetens, I., L. Claes, J. Muehlenkamp, H. Grietens a. P. Onghena (2011): Nonsuicidal and suicidal self-injurious behavior among flemish adolescents: A web-survey. *Archives of Suicide Research* 15: 56–67.

Bateman, A. a. P. Fonagy (1999a): Effectiveness of partial hospitalization in the treatment of borderline personality disorder: A randomized controlled trial. *American Journal Psychiatry* 156: 1563–1569.

Bateman, A. a. P. Fonagy (1999b): Mentalization-based treatment for borderline personality disorder. A practical guide. Oxford (University Press).

Bateman, A. a. P. Fonagy (2006): Mentalizing based treatment for borderline personality disorder: A practical Guide. Oxford (University Press).

Becker, K, M. Kaess u. P. L. Plener (2017): Suizidalität und nicht-suizidale selbstverletzende Verhaltensweisen im Kindes- und Jugendalter. *Zeitschrift für Kinder- und Jugendpsychiatrie und Psychotherapie* 45 (6): 437–440.

Beyer, A. u. A. Lohaus (2018): Stressbewältigung im Jugendalter. Ein Trainingsprogramm. Göttingen (Hogrefe).

Bihlmeyer, K. (Hrsg.) (1907): Heinrich Seuse. Deutsche Schriften. Stuttgart (Kohlhammer). [Nachdruck (1961): Frankfurt a. M. (Minerva).]

Bohus, M., M. Wolf u. R. Alf (2008): Interaktives SkillsTraining für Borderline-Patienten. Patienten-Version CD-ROM. Stuttgart (Schattauer).

Bohus, M. u. M. Wolf (2009): Interaktives Skillstraining für Borderline-Patienten im Set: Manual zur CD-ROM für die therapeutische Arbeit. Stuttgart (Schattauer).

Bordnick, P. S., B. A. Thyer a. B. W. Ritchie (1994): Feather picking disorder and trichotillomania: An avian model of human psychopathology. *Journal of Behavior and Experimental Psychiatry* 25 (3): 189–196.

Borkenhagen, A. (2023): Bin ich schön genug? Schönheitswahn und Body Modification. Stuttgart (Schattauer).

Borkenhagen, A. u. E. Brähler (2013): Schönheitsoperationen. In: A. Borkenhagen, A. Stirn u. E. Brähler (Hrsg.): Body Modification. Berlin (Medizinisch Wissenschaftliche Verlagsgesellschaft).

Borkenhagen, A., U. Mirastschijski, K. Petrowski u. E. Brähler (2019): Tattoos in der deutschen Bevölkerung – Prävalenzen, Soziodemografie und Gesundheitsorientierung. *Bundesgesundheitsblatt* 62: 1077–1082.

Botella, L. (1995): Personal construct psychology, constructivism, and postmodern thought. In: G. J. Neimeyer a. R. A. Neimeyer (eds.): Advances in personal construct psychology. Vol. 3. Greenwich (Jai), pp. 3–35.

Brausch, A. M. a. P. M. Gutierrez (2010): Differences in non-suicidal self-injury and suicide attempts in adolescents. *Journal Youth Adolescence* 39: 233–242.

Brown, B. (2012): Die Gaben der Unvollkommenheit. Biefeled (Kamphausen).

Brucher, R. (2013): Subjektermächtigung und Naturunterwerfung. Bielefeld (transcript).

Brunner, R., M. Kaess, P. Parzer, G. Fischer, V. Varli, C. W. Hoven et al. (2014): Life-time prevalence and psychosocial correlates of adolescent direct self-injurious behavior: A comparative study of findings in 11 European countries. *Journal for Child Psychology and Psychiatry* 55: 337–348.

Brunner, R., P. Parzer, J. Haffner, R. Steen, J. Roos, M. Klatt a. F. Resch (2007): Prevalence and psychological correlates of occasional and repetitive deliberate self-harm in adolescents. *Archives of Pediatrics and Adolescent Medicine* 161: 641–649.

Brunner, R. u. F. Resch (Hrsg.) (2012): Borderline-Störungen und selbstverletzendes Verhalten bei Jugendlichen. Göttingen (Vandenhoeck & Ruprecht).

Brunstein Klomek, A., A. Snir, A. Apter, V. Carli et al. (2016): Association between victimization by bullying and direct self-injurious behavior among adolescence in Europa. *European Child and Adolescent Psychiatry*. Verfügbar unter: https://pubmed.ncbi.nlm.nih.gov/27010553/ [21.07.2023].

Buresova, I. (2016): Self-harm classification system development: Theoretical study. *Review of Social Sciences* 1 (4): 13–20.

Buscher, M. u. K. Hennicke (2017): Psychische Störungen bei Kindern und Jugendlichen mit Intelligenzminderung. (Störungen systemisch behandeln, Bd. 9). Heidelberg (Carl-Auer).

Casey, B. J., R. M. Jones a. T. A. Hare (2008): The adolescent brain. *Annals of the New York Academy of Sciences* 1124: 111–126.

Chapman, A. L., D. W. Leung, K. N. Walters u. I. Niedtfeld (2009): Psychologische Theorien selbstverletzenden Verhaltens. In: C. Schmal u. C. Stieglmayr (Hrsg.): Selbstverletzendes Verhalten bei stressassoziierten Erkrankungen. Stuttgart (Kohlhammer), S. 73–91.

Charf, D. (2019): Scham - die Emotion, die uns vernichten kann. Verfügbar unter: https://therapeuten.traumaheilung.de/scham/ [15.03.2023].

Claes, L., A. Houben, W. Vandereycken, P. Bijttebier a. J. Mühlenkamp (2010): Brief report: The association between non-suicidal self-injury, self-concept, and acquaintance with self-injurious peers in a sample of adolescents. *Journal Adolescence* 33: 775–778.

Devine, D. P. u. A. M. Muehlmann (2009): Tiermodelle für selbstverletzendes Verhalten. In: C. Schmahl u. C. Stiglmayr (Hrsg.): Selbstverletzendes Verhalten bei stressassoziierten Erkrankungen. Stuttgart (Kohlhammer), S. 39–60.

Dienst, M., K. Murafi, F. Stöckler u. K. Thünemann (2014): Selbstverletzendes Verhalten. Oldenburg (win2win).

Dinzelbacher, P. (1994): Christliche Mystik im Abendland: Ihre Geschichte von den Anfängen bis zum Ende des Mittelalters. Paderborn (Schöningh).

Dinzelbacher, P. (2001): Die Psychohistorie der Unio mystica. *Jahrbuch für Psychohistorische Forschung* 2: 45–76.

Doering, S. (2009): Psychodynamische Ansätze. In: C. Schmahl u. C. Stiglmayr (Hrsg.): Selbstverletzendes Verhalten bei stressassoziierten Erkrankungen. Stuttgart (Kohlhammer), S. 164–173.

D'Onofrio, A. A. (2007): Adolescent self-injury: A comprehensive guide for counselors and health care professionals. New York (Springer).

Dreher, E. u. M. Dreher (1985): Entwicklungsaufgaben im Jugendalter. In: D. Liepmann u. A. Stiksrud (Hrsg.): Entwicklungsaufgaben und Bewältigungsprobleme in der Adoleszenz. Göttingen (Hogrefe), S. 56–70.

Duggan, J., N. Heath, S. Lewis a. A. Baxter (2012): An examination of the scope and nature of non-suicidal self-injury online activities. *School Mental Health* 4 (1): 56–67.

D'Zurilla T. J. a. M. R. Goldfried (1971): Problem solving and behavior modification. *Journal Abnormal Psychologie* 78: 107–126.

Eckert, M., T. Tarnowski u. L. Merten (2019): Stress- und Emotionsregulation für Jugendliche. Trainingsmanual. Weinheim (Beltz).

Eckhardt, A. (1994): Im Krieg mit dem Körper. Hamburg (Rowohlt).

Edinger, A., J. Koenig, S. Bauer, M. Moessner, S. C. Herpertz, F. Resch, T. In-Albon, M. Koelch, P. L. Plener, C. Schmahl, M. Kaess u. das STAR-Konsortium (2020): Vorstellung einer spezifischen Kurzzeittherapie für sich selbst verletzende Jugendliche und junge Erwachsene. *Verhaltenstherapie mit Kindern und Jugendlichen* 16 (2): 113–122.

Epps, K. (1997): The use of secure accommodation for adolescent girls who engage in severe and repetitive self-injurious behavior. *Clinical Child Psychology and Psychiatry* 2: 539–552.

Euler, S. (2014): Mentalisierungsbasierte Therapie (MBT) als integratives Behandlungskonzept für die Psychotherapie von Persönlichkeitsstörungen. *Psychiatrie und Neurologie* 3: 6–10.

Evans, E., K. Hawton, K. Rodham a. J. Deeks (2005): The prevalence of suicidal phenomena in adolescents: A systematic review of population based studies. *Suicide and Life Threatening Behavior* 35: 239–249.

Favazza, A. R. (1989): Normal and deviant self-mutilation. *Transcultural psychiatry* 26: 113–127.

Favazza A. R. (1998): The coming of age of self-mutilation. *Journal of Nervous and Mental Disease* 186: 259–268.

Favazza, A. R. (2011): Bodies under siege. Self-mutilation, nonsuicidal self-injury, and body modification in culture and psychiatry. Baltimore (Johns Hopkins University), 3rd ed.

Fegert, J. u. M. Kölch (2011): Klinikmanual Kinder- und Jugendpsychiatrie. Heidelberg (Springer).

Feierabend, S., T. Plankenhorn u. T. Rathgeb (2016): Jugend, Information, Multimedia. Ergebnisse der JIM-Studie. *Media Perspektiven* 12: 586–597.

Feige, B. u. M. Krause (2004): Tattoo- und Piercing-Lexikon. Berlin (Schwarzkopf & Schwarzkopf).

Feuser, G. (1985): Zum Verständnis von Stereotypien und selbstverletzenden Verhaltensweisen bei Kindern mit Autismus-Syndrom unter Aspekten der pädagogisch-therapeutischen Arbeit. *Jahrbuch für Psychopathologie und Psychotherapie* 1: 127–157.

Fischer, G., L. Göbelbecker u. S. Schneider (2011): SEYLE – Gesundheitsförderung durch Prävention von riskanten und selbstschädigenden Verhaltensweisen. Ergebnisbericht. Verfügbar unter https://www.uni-heidelberg.de/md/journal/2011/07/110401_seyle.pdf [10.03.2023].

Fleischhaker, C., B. Sixt u. E. Schulz (2011): DBT-A: Dialektisch-behaviorale Therapie für Jugendliche: Ein Therapiemanual mit Arbeitsbuch auf CD. Berlin/Heidelberg (Springer).

Fliege, H., R. D. Kocalevent, O. B. Walter, S. Beck, P. M. Guiterrez a. B. F. Klapp (2006): Three assessment tools of deliberate self-harm and suicide behavior: evaluation and psychopathological correlates. *Journal Psychosomatic Results* 61: 113–121.

Frances, A. (1987): Introduction to the section on self-mutilation. *Journal Personality Disorders* 1: 316.

Friebel, H. (2017): Jungs und junge Männer, die sich selbst verletzen – ein Ansatz zur Biografie- und Lebensweltorientierung. *Journal für Psychologie* 25 (2): 69–94.

Friedell, E. (2017): Kulturgeschichte der Neuzeit (Sonderausgabe). München (Beck), 2. Aufl.

Fristad, M. A., J. S. Goldberg-Arnold a. S. M. Gavazzi (2003): Multi-family psychoeducation groups in the treatment of children with mood disorders. *Journal of Marital Family Therapy* 29 (4): 491–504.

Fruzetti, A. E., A. Santisteban a. P. Hoffman (2007): Dialectical behavior therapy with families. In: L. A. Dimeff, L. A. a. K. Koerner (eds.): Dialectical behavior therapy in clinical practice: Applications across disorders and settings. New York (Guilford), pp. 222–244.

Fruzetti, A. E., C. Shenk a. P. D. Hoffman (2005): Family interaction and the development of borderline personality disorder. A transactional model. *Development and Psychopathology* 17 (4): 1007–1030.

Giletta, M., W. J. Burk, R. H. J. Scholte, R. C. M. Engels a. M. J. Prinstein (2013): Direct and indirect peer socialization of adolescents nonsuicidal self-injury. *Journal of Research on Adolescence* 23: 450–463.

Glenn, C. a. E. Klonsky (2010): The role of seeing blood in non-suicidal self-injury. *Journal Clinical Psychology* 66 (4): 466–473.

Gomez, J. M. (2018): High betrayal adolescent sexual abuse and nonsuicidal self-injury: The role of depersonalization in emerging adults. *Journal of Child Sexual Abuse* 28 (3): 318–132.

Gratz, K. L. (2001): Measurement of deliberate self-harm: Preliminary data on the deliberate self-harm inventory. *Journal Psychopathology and Behavior Assessment* 2: 253–263.

Grimm, J. u. W. Grimm (1812): Aschenputtel. In: J. Grimm u. W. Grimm: Kinder- und Haus-Märchen. Große Ausgabe, Bd. 1. Berlin (Realschulbuchhandlung), S. 88–101.

Groschwitz, R. C., M. Kaess, G. Fischer, N. Ameis, U. M. E. Schulze, R. Brunner, M. Koelch a. P. L. Plener (2015): The association of non-suicidal self-injury and suicidal behavior according to DSM-5 in adolescent psychiatric inpatients. *Psychiatry Research* 228: 482–495.

Groschwitz, R. C. u. P. L. Plener (2013): Psychotherapie von nicht suizidalem selbstverletzendem Verhalten. *Nervenheilkunde* 32: 30–37.

Gustorff, D. (2009): Nordoff-Robbins-Musiktherapie (Schöpferische Musiktherapie). In: H.-H. Decker-Voigt u. E. Weymann (Hrsg.): Lexikon Musiktherapie. Göttingen (Hogrefe), S. 353–356.

Halicka, J. a. A. Kiejna (2015): Differences between suicide and non-suicidal self-harm behaviours: A literary review. *Archives of Psychiatry and Psychotherapy* 2015 (3): 59–63.

Hamza, C. A., S. L. Stewart a. T. Willoughby (2012): Examining the link between non-suicidal self-injury and suicidal behavior: A review of the literature and an integrated model. *Clinical Psychology Review* 32: 482–495.

Hankin, B. L. a. J. R. Abela (2011): Nonsuicidal self-injury in adolescence: Prospective rates and risk factors in a 2½ year longitudinal study. *Psychiatry Research* 186: 65–70.

Hänsli, N. (1996): Automutilation. Bern (Huber).

Hauck, A. (1914–1920): Kirchengeschichte Deutschlands. Band I–V. Leipzig (Akademie).

Hawton, K., K. Rodham u. E. Evans (2008): Selbstverletzendes Verhalten und Suizidalität bei Jugendlichen. Bern (Huber).

Hay, C. a. R. Meldrum (2010): Bullying victimization and adolescent self-harm: Testing hypotheses from general strain theory. *Journal of Youth and Adolescence* 39: 446–459.

Heath, N. L. a. M. K. Nixon (2008): Assessment of nonsuicidal self-injury in youth. In: N. L. Heath a. M. K. Nixon. (eds.): Self-injury in youth. The essential guide to assessment and intervention. London (Routledge), pp. 143–170.

Heath, N. L., J. R. Toste, M. J. Sonnberger a. C. Wagner (2011): Teacher's perceptions of non-suicidal self-injury in the schools. *School Mental Health* 3: 35–43.

Hepding, H. (1903): Attis, seine Mythen und sein Kult. Gießen (Rickersche Verlagsbuchhandlung).

Herpertz, S., H. Saß a. A. Favazza (1997): Impulsivity in self-mutilative behavior. *Journal of Psychiatry Research* 31: 451–465.

Hilt, L. M., M. K. Nock, E. E. Lloyd-Richardson a. M. J. Prinstein (2008): Longitudinal study of nonsuicidal self-injury among young adolescents. Rates, correlates, and preliminary test of an interpersonal model. *Journal of Early Adolescence* 28 (3): 455–469.

Hinz, K. (2014): »Ins eigene Fleisch schneiden« – Vom Umgang mit selbstverletzendem Verhalten. *Systemische Notizen* 4: 14–24.

Hobson, R. F. (1985): Forms of feeling. The heart of psychotherapy. London (Tavistock).

Hoffman, R. M. a. V. E. Kress (2010): Adolescent nonsuicidal self-injury: Minimizing client and counselor risk and enhancing client care. *Journal of Mental Health Counseling* 32: 342–347.

Höhner, G., T. Teismann u. U. Willutzki (2014): Tattoos und Piercing: Motive für Körpermodifikation bei Frauen mit Borderline-Symptomatik. *Zeitschrift Psychotherapie Psychosomatik Medizinische Psychologie* 64 (2): 63–69.

Hölzel, L. P., F. Frank, F. Bjerregaard, P. A. Areán, W. Niebling, M. Berger u. I. Bermejo (2015): Problemlösetraining in der Primärversorgung – eine evidenzbasierte Methode für den Versorgungsalltag. *Zeitschrift für Allgemeine Medizin* 93 (6): 260–265.

Huband, N. a. D. Tantam (2004): Repeated self-wounding: Women's recollection of pathways to cutting and of the value of different interventions. *Psychology Psychotherapy* 77 (4): 413–428.

In-Albon, T., L. Kraus, R. Brown, A. Edinger, M. Kaess, M. Koelch, J. Koenig, P. L. Plener, C. Schmahl u. das STAR-Konsortium (2020): Nichtsuizidale Selbstverletzungen im Jugend- und jungen Erwachsenenalter: Aktuelle Empfehlungen zur Diagnostik und Psychotherapie. *Psychotherapeutenjournal* 1: 19–25.

In-Albon, T., P. L. Plener, R. Brunner u. M. Kaess (2015a): Selbstverletzendes Verhalten (Hogrefe).

In-Albon, T., P. L. Plener, R. Brunner u. M. Kaess (2015b): Selbstverletzendes Verhalten: Informationen für Betroffene, Eltern, Lehrer und Erzieher. Göttingen (Hogrefe).

International Statistical Classification of Diseases and Related Health Problems 11. Verfügbar unter: https://icd.who.int/en/ [05.05.2023].

Jacobs, D., B. W. Walsh, M. McDade a. S. Pigeon (2009): Signs of self-injury prevention manual. Wellesley Hills: Screening for Mental Health.

Janis, I. B. a. M. K. Nock (2009): Are self-injurers impulsive? Results from two behavioral laboratory studies. *Psychiatry Research* 169 (3): 261–267.

Jarvi, S., B. Jackson, L. Swenson a. H. Crawford (2013): The impact of social contagion on non-suicidal self-injury: A review of the literature. *Archives of Suicide Research* 17: 1–19.

Jelinek, E. (1986): Die Klavierspielerin. Reinbek bei Hamburg (Rowohlt).

Joiner, T. (2005): Why people die by suicide. Harvard (University Press).

Kaess, M. u. A. Edinger (2019): Selbstverletzendes Verhalten. Weinheim (Beltz), 2. Aufl.

Kaess, M., A. Edinger, G. Fischer-Waldschmidt, P. Parzer, R. Brunner a. F. Resch (2020): Effectiveness of a brief psychotherapeutic intervention compared with treatment as usual for adolescent nonsuicidal self-injury. *European Child and Adolescent Psychiatry* 29 (6): 881–891.

Kaess, M., P. Parzer, M. Mattern, P. Plener, A. Bifulco, F. Resch and R. Brunner (2013): Adverse childhood experiences and their impact on frequency, severity, and the individual function of nonsuicidal self-injury in youth. *Psychiatry Research* 206 (2–3): 265–272.

Kanzlerski, M. u. D. Kanzlerski (2013). Asien-Feste. Verfügbar unter: http://asien-feste.de/Beschreibungen/beschreibungen.html [07.06.2023].

Kaplan, L. J. (1991): Weibliche Perversionen. Hamburg (Hoffmann u. Campe).

Karpf, C. u. B. Sindelar (2015): Überlegungen zur leitenden Fiktion selbstverletzender Verhaltensweisen in Religion, Gesellschaft und Psychopathologie. *Zeitschrift für freie psychoanalytische Forschung und Individualpsychologie* 2 (2): 54–69.

Kienhorst, W., E. DeWilde, J. VanDenBout, R. Dickstra a. W. Wolters (1990): Characteristics of suicide attempters in an population-based sample of Dutch adolescents. *British Journal of Psychiatry* 196: 243–248.

Killus, J. (2008): Selbstverletzendes Verhalten. *Aktion Jugendschutz* 44 (3): 4–13.

Kirchmayr, A. u. D. Scharmitzer (2008). Opus Dei: Das Irrenhaus Gottes? Klosterneuburg (Edition Va Bene).

Klauß, T. (2003): Selbstverletzendes Verhalten - weshalb schädigen Menschen ihren Körper? In: J. F. Kane u. T. Klauß (Hrsg.): Die Bedeutung des Körpers für Menschen mit geistiger Behinderung. Zwischen Pflege und Selbstverletzung. Heidelberg (Universitätsverlag Winter): 177–243. Verfügbar unter: https://www.ph-heidelberg.de/fileadmin/user_upload/wp/klauss/svv.pdf [10.03.2023].

Klonsky, E. D., A. M. May u. C. R. Glenn (2012): The relationship between non-suicidal self-injury und attempted suicide. *Journal of Abnormal Psychology* 22 (122, 1): 231–237.

Klonsky, E. D. a. A. Moyer (2008): Childhood sexual abuse and non-suicidal self-injury: Meta-analysis. *The British Journal of Psychiatry* 192: 166–170.

König, G. (2005): Täter - Opfer: Eine hilfreiche Dichotomie? *Systemische Notizen* 3 (5). Verfügbar unter: https://www.yumpu.com/de/document/view/21878533/tater-opfer-eine-hilfreiche-dichotomie [10.03.2023].

Koenig, J., R. Brunner, J. M. Schmidt, P. Parzer, F. Resch a. M. Kaess (2017): Psychopathology and borderline personality pathology associated with lifetime self-injurious behavior in adolescent psychiatric patients and detainees. *Zeitschrift für Kinder- und Jugendpsychiatrie und Psychotherapie* 45 (6): 441–451.

Kothgassner, O. D., A. Goreis u. P. L. Plener (2022): Psychotherapeutische Interventionen für Jugendliche mit nicht-suizidalem Verhalten. *Verhaltenstherapie mit Kindern und Jugendlichen* 16 (2): 97–133.

Kraus, L. u. T. In-Albon (2020): Ansteckungseffekte bei selbstverletzendem Verhalten. Einfluss der Medien und persönlicher Kontakte. *Verhaltenstherapie mit Kindern und Jugendlichen* 16 (2): 125–111.

Kruse, K. (2016): Scham - die stille Epidemie. *NZZ Digital,* 31. Januar 2016 [10.03.2023].

Kupski, G. (2007): Borderlinestörung und Musiktherapie im Kontext der Dialektisch-Behavioralen Therapie (DBP). *Musiktherapeutische Umschau* 28: 17–27.

Kupski, G. u. U. Schultz-Venrath (2014): »Let's beat the drum ...« »Yes, but tell me how ...« – Interventionen in der Musiktherapie mit Borderline-Patienten aus Sicht des Mentalisierungsmodells. In: Deutsche Musiktherapeutische Gesellschaft (Hrsg.): Jahrbuch Musiktherapie 10: Mentalisierung und Symbolbildung in der musiktherapeutischen Praxis. Wiesbaden (Reichert), S. 165–196.

Lauer, S., A. F. de Man, S. Marquez a. J. Ades (2008): External locus of control, problem-focused coping, and attempted suicide. *North American Journal of Psychology* 10 (3): 625–632.

Lazarus, R. S. (1999): Stress and emotion. A new synthesis. New York (Springer).

Libal, G. u. P. L. Plener (2008): Pharmakotherapie selbstverletzenden Verhaltens im Jugendalter. In: R. Brunner u. F. Resch (Hrsg.): Borderline-Störungen und selbstverletzendes Verhalten bei Jugendlichen. Göttingen (Vandenhoeck & Ruprecht), S. 165–194.

Libal, G. u. P. L. Plener (2009): Selbstverletzendes Verhalten. In: J. Fegert, A. Streek-Fischer u. H. J. Freyberger (Hrsg.): Adoleszenzpsychiatrie. Stuttgart (Schattauer), S. 190–200.

Liechti, J. (2013): Dann komm ich halt, sag aber nichts. Motivierung Jugendlicher in Therapie und Beratung. Heidelberg (Carl-Auer), 3. Aufl.

Linehan, M. M. (1986): Suicidal people: One population or two? *Annals of the New York Academy of Sciences* 487: 16–33.

Linehan, M. M. (1996): Dialektisch-behaviorale Therapie der Borderline-Persönlichkeitsstörung. München (CIP-Medien).

Liu, Y., Y. Xiao, H. Ran, X. He, L. Jiang, T. Wang, R.-X. Yang, X. Xu, G. Yang a. J. Lu (2020): Association between parenting and non-suicidal self-injury among adolescents in Yunnan. China: A cross-sectional survey. *PeerJ* 8: e10493. Verfügbar unter: https://pubmed.ncbi.nlm.nih.gov/33354431/ [07.06.2023].

Lloyd-Richardson, E. E., M. K. Nock a. M. J. Prinstein (2008): Functions of adolescent nonsuicidal self-injury. In: N. L. Heath a. M. K. Nixon (eds.): Self-injury in youth. The essential guide to assessment and intervention. London (Routledge), pp. 29–41.

Lloyd-Richardson, E. E., N. Perrine, L. Dierker a. M. L. Kelley (2007): Characteristics and functions of nonsuicidal self-injury in a community sample of adolescents. *Psychological Medicine* 37: 1183–1192.

Lobstädt, T. (2001): Tattoo und Selbstwert – Die Tätowierung im Kontext von Körpersoziologie und Narzismustheorie. Verfügbar unter: https://www.tobias-lobstaedt.de/archiv/ [07.06.2023].

Lofthouse, N. a. L. Katz (2008): Adolescent nonsuicidal self-injury in an inpatient setting. In: N. L. Heath a. M. K. Nixon (eds.): Self-injury in youth. The essential guide to assessment and intervention. London (Routledge), pp. 257–274.

Lofthouse, N., J. J. Muehlenkamp a. R. Adler (2008): Nonsuicidal self-injury and co-occurrence. In: N. L. Heath a. M. K. Nixon (eds.): Self-injury in youth. The essential guide to assessment and intervention. London (Routledge), pp. 59–78.

Lundh, L. G., J. Bjärehed a. M. Wangby-Lundh (2013). Poor sleep as a risk factor for nonsuicidal self-injury in adolescent girls. *Journal of Psychopathology and Behavioral Assessment* 35 (1): 85–92.

Maffezzoni, M. u. H. C. Steinhausen (2017): Ambulante Dialektisch-Behaviorale Therapie für Adoleszente (DBT-A) mit impulsiven und selbstschädigenden Verhaltensweisen. *Zeitschrift für Kinder- und Jugendpsychiatrie und Psychotherapie* 45 (6): 353–462.

Manwani. K. G. a. M. Gupta (2020): The neuroscience aspects of adolescent behaviour and its implications. *Psychology and Education* 57 (9): 64896493.

Martin, J., J.-F. Bureau, K. Yurkowski, M.-F. Lafontaine a. P. Cloutier (2016): Heterogeneity cf relational backgrounds is associated with variation in non-suicidal self-injurious behavior. *Journal of Abnormal Child Psychology* 44 (3): 511–522. Verfügbar unter: DOI 10.1007/s10802-015-0048-1 [10.03.2023].

Martinson, D. (1998): Bill of rights for people who self-harm. Verfügbar unter: http://www.fortrefuge.com/SelfInjuryBillOfRights.html [10.03.2023].

McAllister, M., D. Creedy, W. Moyle a. C. Farrugia (2002): Nurses' attitudes towards clients who self-harm. *Journal of Advanced Nursing* 40 (5): 578–586.

Menninger, K. (1938): Man against himself. New York (Harcourt, Brace & World).

Miller, A. L. (1997): Dialectical behavior therapy adapted for suicidal adolescents. *Journal of Practice Psychiatry and Behavior Health* 3: 78–86.

Moreno, J. L. (1981): Soziometrie als experimentelle Methode. Paderborn (Junfermann).

Muehlenkamp, J., A. Brausch, K. Quigley a. J. Whitlock (2013): Interpersonal features and functions of nonsuicidal self-injury. *Suicide and life-threatening behavior* 43 (1): 67–80.

Muehlenkamp, J., B. W. Walsh a. M. McDade (2010): Preventing non-suicidal self-injury in adolescents: The signs of self-injury program. *Journal Youth Adolescence.* Verfügbar unter: DOI 10.1007/s10964-009-9450-8 [10.03.2023].

Nakar, O., R. Brunner, O. Schilling et al. (2016): Developmental trajectories of self-injurious behavior, suicidal behavior, and substance misuse and their association with borderline personality pathology. *Journal Affect Disorder* 197: 231–238.

Nash, M. R., T. L. Hulsey, M. C. Sexton, T. L. Harralson a. W. Lambert, W. (1993): Long-term sequelae of childhood sexual abuse: Perceived family environment, psychopathology, and dissociation. *Journal of Consulting and Clinical Psychology* 61 (2): 276–283.

Nau, L. (2017): Pädagogisches Intervenieren bei selbstverletzendem Verhalten von Jugendlichen in der stationären Jugendhilfe. Verfügbar unter: https://www.socialnet.de/materialien/materialien/27849.php [10.03.2023].

Nelson, P. A. a. S. Singg (1998): Locus of control, sex, and attitudes toward suicide. *Psychological Reports* 83: 353–354.

Nitkowski, D. u. F. Petermann (2009): Verhaltensdiagnostik selbstverletzenden Verhaltens. *Nervenheilkunde* 28: 227–231.

Nitkowski, D. u. F. Petermann (2010): Selbstverletzendes Verhalten und Suizidversuche. *Fortschritte der Neurologie und Psychiatrie* 788: 9–17.

Nixon, M. K., P. F. Cloutier a. S. Aggarwal (2002): Affect regulation and addictive aspects of repetitive self-injury in hospitalized adolescents. *Journal of American Academy Child and Adolescent Psychiatry* 41: 1333–1341.

Nixon, M. K., P. F. Cloutier a. S. M. Jansson (2008): Nonsuicidal self-harm in youth: A population-based survey. *Canadian Medical Association Journal* 178: 306–312.

Nixon, M. K. a. N. L. Heath (2008) (eds.): Self-injury in youth. The essential guide to assessment and intervention. London (Routledge).

Nock, M. K. (2008): Actions speak louder than words: An elaborated theoretical model of the social functions of self-injury and other harmful behaviors. *Applied and Preventive Psychology* 13: 159–168.

Nock, M. K. (2010): Self-injury. *Annual Review of Clinical Psychology* 6: 339–363.

Nock, M. K., T. E. Joiner, K. H. Gordon, E. Lloyd-Richardson a. M. J. Prinstein (2006): Non-suicidal self-injury among adolescents. *Psychiatry Research* 144: 65–72.

Nock, M. K., T. F. Joiner, F. Lloyd-Richardson a. M. J. Prinstein (2006): Non-suicidal self-injury among adolescents: Disgnostic correlates and relation to suicide attempts. *Psychiatry Research* 144: 65–72.

Nock, M. K. a. W. B. Mendes (2008): Physiological arousal, distress tolerance, and social problem-solving deficits among adolescent self-injurers. *Journal Consulting Clinical Psychology* 76 (1): 28–38.

Nock, M. K. a. M. J. Prinstein (2004): A functional approach to the assessment of self-mutilative behavior. *Journal Consulting Clinical Psychology* 72: 885–890.

Nock, M. K. a. M. J. Prinstein (2005): Contextual features and behavioral functions of self-mutilation among adolescents. *Journal Abnormal Psychology* 118: 816–827.

Nock, M. K., M. J. Prinstein a. S. K. Sterba (2009): Revealing the form and function of selfinjurious thoughts and behaviors: A real time ecological assessment study among adolescents and young adults. *Journal Abnormal Psychology* 118: 816–827.

Oldershaw, A. M., M. Simis, U. Schmidt a. C. Richards (2008): Parents' perspectives on adolescent self-harm: Qualitative study. *The British Journal of Psychiatry* 193: 140–144.

Ondruschka, B., F. Ramsthaler u. C. G. Birngruber (2017): Forensische Bedeutung von Körpermodifikationen. Verfügbar unter: https://www.researchgate.net/publication/318435420 [10.03.2023].

Orygen, The National Centre of Excellence in Youth Mental Health (2015): Mythbuster self-harm. https://www.orygen.org.au/Training/Resources/Self-harm-and-suicide-prevention/Mythbusters/Self-Harm/Orygen_Self_Harm_Mythbuster? ext [10.03.2023].

Ougrin, D., T. Tranah, D. Stahl, P. Moran a. J. R. Asarnow (2015): Therapeutic interventions for suicide attempts and self-harm in adolescents. Systematic review and meta-analysis. *Journal of the American Academy of Child and Adolescent Psychiatry* 54 (2): 97–107.

Ougrin, D. a. T. Zundel (2009): Hopes and expectations from self-harm assessments: Adolescents' versus clinicians' views. In: D. Ougrin, T. Zundel a. A. V. Ng (eds.): Self-harm in young people. A therapeutic assessment manual. London (Hodder Arnold), pp. 105–116.

Ougrin, D., T. Zundel a. A. V. Ng (2009): Self-harm in young people. A therapeutic assessment manual. London (Hodder Arnold).

Pattison, E. M. a. J. Kahan (1983): The deliberate self-harm syndrome. *American Journal of Psychiatry* 140 (8): 867–872.

Pavlik, E. (2016): Bedeutung von Kreativtherapien und Videointeraktionstraining in der Kinder- und Jugendpsychiatrie. Verfügbar unter: https://oparu.uni-ulm.de/xmlui/bitstream/handle/123456789/4019/Dissertation_Pavlic.pdf? sequence=5&isAllowed=y [10.03.2023].

Petermann, F. (2012): Selbstverletzendes Verhalten. *Kindheit und Entwicklung* 21 (1): 1–4.

Petermann, F. u. D. Nitkowski (2011): Selbstverletzendes Verhalten: Merkmale, Diagnostik und Risikofaktoren. *Psychotherapie, Psychosomatik, Medizinische Psychologie* 61: 6–15.

Petermann, F. u. D. Nitkowski (2015): Selbstverletzendes Verhalten: Erscheinungsformen, Ursachen und Interventionsmöglichkeiten. Göttingen (Hogrefe).

Petermann, F. u. S. Winkel (2007): Selbstverletzendes Verhalten bei Kindern mit intellektueller Beeinträchtigung. *Monatsschrift Kinderheilkunde* 155: 937–944.

Peters, J. M. (1967): Caffeine induced hemorrhagic automutilation. *Archives internationales de pharmacodynamie et de thérapie* 169: 139–146.

Plener, P. L. (2015): Suizidales Verhalten und nichtsuizidale Selbstverletzungen. Berlin (Springer).

Plener, P. L., R. Brunner, F. Resch, J. M. Fegert u. G. Libal (2010): Selbstverletzendes Verhalten im Jugendalter. *Zeitschrift für Kinder- und Jugendpsychiatrie und Psychotherapie* 38 (2): 77–89.

Plener, P. L., J. Fegert, M. Kaess, N. D. Kapusta, R. Brunner, R. G. Groschwitz, T. In-Albon, F. Resch u. K. Becker (2017): Nicht-Suizidales selbstverletzendes Verhalten (NSSV) im Jugendalter: Klinische Leitlinie zur Diagnostik und Therapie. *Zeitschrift für Kinder- und Jugendpsychiatrie und Psychotherapie* 45 (6): 463–474.

Plener, P. L., H. Fliege, J. M. Fegert u. G. Libal (2008): Diagnostik selbstverletzenden Verhaltens. In: R. Brunner u. F. Resch (Hrsg.): Borderline-Störungen und selbstverletzendes Verhalten bei Jugendlichen. Göttingen (Vandenhoeck & Ruprecht), S. 117–133.

Plener, P. L., M. Kaess, M. Bonenberger, D. Blaumer u. N. Spröber (2012): Umgang mit nicht-suizidalem selbstverletzenden Verhalten (NSSV) im schulischen Kontext. *Kindheit und Entwicklung* 21 (1): 16–22.

Plener, P. L., M. Kaess, M., C. Schmahl, S. Pollak, J. Fegert a. R. C. M. Brown (2018): Nonsuididal self-injury in adolescents. *Deutsches Ärzteblatt* (115): 23–30. Verfügbar unter: DOI: 10.3238/arztebl.2018.0023 [10.03.2023].

Plener, P. L., G. Libal, J. M. Fegert u. M. G. Kölch (2013): Psychopharmakologische Behandlung von nicht-suizidalem selbstverletzendem Verhalten (NSSV). *Nervenheilkunde* 32: 38–45.

Plener, P. L. u. T. Sukale (2020): Selbstverletzendes Verhalten. In: H. U. Schmidt, T. Stegemann u. C. Spitzer (Hrsg.): Musiktherapie bei psychischen und psychosomatischen Störungen. München (Elsevier).

Plener, P. L., T. Sukale, R. C. Groschwitz, E. Pavlic u. J. M. Fegert (2014): »Rocken statt Ritzen«. Musiktherapeutisches Programm für Jugendliche mit selbstverletzendem Verhalten. *Psychotherapeut* 59: 24–30.

Plener, P. L., T. Sukale, A. Ludolph a. T. Stegemann (2010): »Stop cutting – rock!«: A pilot study of a music therapeutic programm for self-injuring adolescents. Music and Medicine 2: 59–65.

Pöhlmann, K., E. Eismann, K. Weidner u. A. Stirn (2013): Tätowierungen. In: A. Borkenhagen, A. Stirn u. E. Brähler: Body Modification. Berlin (Medizinisch Wissenschaftliche Verlagsgesellschaft), S. 1–20.

Preiß, D. (2008): Perspektiven für Mädchen bei selbstverletzendem und aggressivem Verhalten. *Aktion Jugendschutz* 44 (3): 14–19.

Prinstein, M. J., N. Heilbrön, J. D. Guerry. J. C. Franklin, D. Rancourt, V. Simon a. A. Spirit (2010): Peer influence and nonsuicidal self-injury: Longitudinal results in community and clinically-referred adolescent samples. *Journal Abnormal Child Psychology* 38: 669–682.

Purington, A. a. J. Whitlock (2010): Non-suicidal self-injury in the media. *The Prevention Researcher* 17 (1): 11–13.

Ranney, M. L., M. Walton, L. Whiteside, Q. Epstein-Ngo, R, Patton, S. Chermack, F. Blow a. R. M Cunningham (2013): Correlates of depressive symptoms among at-risk youth presenting to the emergency department. *General Hospital Psychiatry* 35, 5: 537–544. Verfügbar unter: https://pubmed.ncbi.nlm.nih.gov/23810465/ [07.06.2023].

Rauber, R., S. Hefti, T. In-Albon u. M. Schmid (2012): Wie psychisch belastet fühlen sich Jugendliche mit selbstverletzendem Verhalten? *Kindheit und Entwicklung* 21 (1): 23–29.

Reckwitz, A. (2019): Die Gesellschaft der Singularitäten: Zum Strukturwandel der Moderne. Berlin (Suhrkamp).

Resch, F. (1998): Hilft Selbstverletzung dem verletzten Selbst? *Zeitschrift für analytische Kinder- und Jugendlichen-Psychotherapie* 29: 71–85.

Resch, F. (2001): Der Körper als Instrument zur Bewältigung seelischer Krisen: Selbstverletzendes Verhalten bei Jugendlichen. *Deutsches Ärzteblatt* 98 (36): A 2266–2271.

Resch, F. (2017): Selbstverletzung als Selbstfürsorge. Zur Psychodynamik selbstverletzenden Verhaltens. Göttingen (Vandenhoeck & Ruprecht).

Richardson, C. a. V. Reynolds (2012): »Here we are amazing alive.« Holding ourselves together with an ethic of social justice in community work. *International Journal of Child, Youth, and Family Studies* 1: 1–19.

Robinson, J., S. Gook, H. P. Yuen, P. D. McGorry a. A. R. Young (2008): Managing deliberate self-harm in young people: An evaluation of a training program developed for school welfare staff using a longitudinal research design. *BMC Psychiatry* 8: 75.

Rossouw, T. I. a. P. Fonagy (2012): Mentalization-based treatment for self-harm in adolescents: A randomized controlled trial. *Journal of Academy of Child and Adolescent Psychiatry* 51: 1304–1313.

Rotthaus, W. (2015): Ängste von Kindern und Jugendlichen (Störungen systemisch behandeln, Bd. 3). Heidelberg (Carl-Auer), 2. Aufl. 2021.

Rotthaus, W. (2017): Suizidhandlungen von Kindern und Jugendlichen (Störungen systemisch behandeln, Bd. 7). Heidelberg (Carl-Auer).

Rotthaus, W. (2021): Wir können und müssen uns neu erfinden. Am Ende des Zeitalters des Individuums – Aufbruch in die Zukunft. Heidelberg (Carl-Auer).

Sachsse, U. (1989): »Blut tut gut.« Genese, Psychodynamik und Psychotherapie offener Selbstbeschädigungen der Haut. In: M. Hirsch (Hrsg.): Der eigene Körper als Objekt. Zur Psychodynamik selbstdestruktiven Körperagierens. Berlin (Springer), S. 94–117.

Sachsse (1995): Die Psychodynamik der Borderline-Persönlichkeitsstörung als Traumafolge. *Forum Psychoanalyse* 11 (1): 50–61.

Sachsse, U. u. W. Herbold (Hrsg.) (2016): Selbst-Verletzung. Ätiologie, Psychologie und Behandlung von selbstverletzendem Verhalten. Stuttgart (Schattauer).

Sauer, K., G. Barth u. G. Klosinski (2004): Über die Bedeutung der Musik bei gesunden und psychisch kranken Jugendlichen. *Zeitschrift für Musik-, Tanz- und Kunsttherapie* 15: 120–129.

Schleiffer, R. (1998): Zur Funktion selbstschädigenden Verhaltens. *System Familie* 11: 129–137.

Schlippe, A. von u. J. Schweitzer (2009): Systemische Interventionen. Göttingen (Vandenhoeck & Ruprecht).

Schmahl, C. (2009): Biologie selbstverletzenden Verhaltens beim Menschen. In: C. Schmahl u. C. Stiglmayr (Hrsg.): Selbstverletzendes Verhalten bei stressassoziierten Erkrankungen. Stuttgart (Kohlhammer), S. 61–72.

Schmahl, C. u. C. Stiglmayr (2020): Selbstverletzung. Göttingen (Hogrefe).

Schmeißer, S. (2000): Selbstverletzung. Symptome, Ursachen, Behandlung. Münster (Waxmann).

Schmid, M. u. G. Libal (2010): Zur familientherapeutischen Arbeit mit Jugendlichen, die unter einer Borderlinepersönlichkeitsstörung leiden. *Kontext* 41 (1): 12–43.

Schneider, C. (2016): Initiationsriten und (Selbst-)Verletzung. (unveröffentl. Bachelorarbeit Alice-Salomon-Hochschule Berlin).

Schneider, L. (2021): Scham. Berlin (Verlagshaus).

Schwartz-Mette, R. A. a. H. R. Lawrence (2019): Peer socialization of non-suicidal self-injury in adolescents' close friendships. *Journal Abnormal Child Psychology* 47 (11):1851–1862.

Sevecke, K. u. A. Bock (2017): Selbstverletzendes Verhalten als Symptom von (Borderline-)Persönlichkeitspathologie bei Jugendlichen im Rahmen der MBT-A. *Psychotherapie im Dialog* 18 (2): 80–83.

Shek, D. T. L. (1998): A longitudinal study of the relations between parent-adolescent conflict and adolescent psychological well-being. *Journal of Genetic Psychology* 45: 447–451.

Siebert, K. (2012): Selbstverletzung als Krankheit. Symptome, Hintergründe, Therapie. Saarbrücken (Akademiker).

Siegmund-Schulze, N. (2004): Selbstverletzungen lassen sich häufig an Lokalisation und Anordnung der zugefügten Wunden erkennen. Verfügbar unter: https://www.aerztezeitung.de/Medizin/Selbstverletzungen-lassen-sich-haeufig-an-Lokalisation-und-Anordnung-der-zugefuegten-Wunden-erkennen-326240.html [10.03.2023].

Sim, L., M. Adria, J. Zeman, M. Cassano a. W. Friedrich (2009): Adolescent deliberate self-harm: Linkages to emotion regulation and family emotional climate. *Journal of Research on Adolescence* 19 (1): 75–91.

Simpson, M. A. (1976): Self-mutilation. *British Journal of Hospital Medicine* 16: 430–438.

Smith, G., D. Cox u. J. Saradjian (2000): Selbstverletzung: »Damit ich den inneren Schmerz nicht spüre«. Ein Ratgeber für betroffene Frauen und ihre Angehörigen. Zürich (Kreuz).

Sonnenmoser, M. (2007): Selbstverletzendes Verhalten: Ruf nach Hilfe und Unterstützung. *Ärzteblatt PP* 11: 517–518.

Sonnenmoser, M. (2013): Selbstverletzendes Verhalten bei Jugendlichen: Hohe Anforderungen an die Therapie. *Ärzteblatt PP* 9: 414–415.

Spitz, R. (1996): Vom Säugling zum Kleinkind. Naturgeschichte der Mutter-Kind-Beziehungen im ersten Lebensjahr. Stuttgart (Klett-Cotta).

Statista Research Department (2022): Die Deutschen und ihr äußeres Erscheinungsbild. Verfügbar unter: https://de.statista.com/statistik/studie/id/60289/dokument/tattoos-piercings-und-haartrends/ [21.07.2023].

Stegemann, T. , A. Brüggemann-Etchart, A. Badorrek-Hinkelmann u. G. Romer. (2010): Die Funktion von Musik im Zusammenhang mit selbstverletzendem Verhalten und Suizidalität bei Jugendlichen. *Praxis der Kinderpsychologie und Kinderpsychiatrie* 59 (10): 810–830.

Steinert, T. u. M. Wolfersdorf (1993): Aggression und Autoaggression. *Psychiatrische Praxis* 20: 1–8.

Stimmer, E. u. F. Stimmer (Hrsg.) (2008): »Soziokulturelle Atome« computergestützt? Das Netzwerk-Coaching-System (NCS). *Zeitschrift für Psychodrama und Soziometrie* 17 (2): 281–290.

Stirn, A. (2002): Körpermagie, Körpernarzissmus und der Wunsch, Zeichen zu setzen: Eine Psychologie von Tattoo und Piercing. In: M. Hirsch (Hrsg): Der eigene Körper als Symbol? Gießen (Psychosozial), S. 223–236.

Stirn, A. a. A. Hinz (2008): Tattoos, body piercings, and self-injury: Is there a connection? Investigations on a core group of participants practicing body modification. *Psychotherapy Research* 18 (3): 326–333.

Stirn, A. u. J. Möller (2013): Tattoo und Piercing. Zwischen Autoaggression und Coping. *Der niedergelassene Arzt* 1: 10–13. Verfügbar unter: https://www.der-niedergelassene-arzt.de/fileadmin/user_upload/zeitschriften/haut/Artikel-pdfs/2013/2013_1/HAUT_1-13_Aesthetik_Stirn.pdf [07.06.2023].

Tatnell, R., L. Kelada, P. Hasking a. G. Martin (2014): Longitudinal analysis of adolescent NSSI: The role of interpersonal und intrapersonal factors. *Journal Abnormal Child Psychology* 42: 885–896. Verfügbar unter: https://pubmed.ncbi.nlm.nih.gov/24343795/ [07.06.2023].

Taubner, S., J. Volkert u. C. Bark (2018): Mentalisierungsbasierte Therapie für Patienten mit Borderline-Persönlichkeitsstörung. *Nervenheilkunde* 37: 513–518.

Taylor, L. M., A. Oldershaw, C. Richards, K. Davidson, U. Schmidt a. M. Simic (2011): Development and pilot evaluation of a manualized cognitive-behavioral treatment package for adolescent self-harm. *Behavioral and Cognitive Psychotherapy* 59 (5): 619–625.

Tørmoen, A., I. Rossow, B. Larsson a. L. Mehlum (2013): Nonsuicidal self-harm and suicide attempts in adolescents: differences in kind or in degree? *Social Psychiatry Psychiatric Epidemiology* 48: 1447–1455.

Toste, J. R. a. N. L. Heath (2010). School response to non-suicidal self-injury. *The Prevention Researcher* 17: 14–17.

Trunk, J. (2016): Selbstverletzendes Verhalten im Jugendalter. Verfügbar unter: https://econtent.hogrefe.com/doi/abs/10.1024/1422-4917.a000015 [07.06.2023].

Vale H., M. K. Nixon a. A. Kucharski (2008): Working with families and adolescents with NSSI. In: M. K. Nixon a. N. L. Heath: Self-injury in youth. London (Routledge).

Victor, S. E., A. E. Hipwell, S. D. Stepp a. L. N. Scott (2019): Parent and peer relationships as longitudinal predictors of adolescent non-suicidal self-injury onset. *Child Adolescent Psychiatry Mental Health* 13: 1. Verfügbar unter: https://pubmed.ncbi.nlm.nih.gov/30622642/ [07.06.2023].

Victor, S. E. a. E. D. Klonsky (2018): Understanding the social context of adolescent non-suicidal self-injury. *Journal Clinical Psychology* 74 (12): 2107–2116.

Vonderlin, E., J. Haffner, B. Behrend, R. Brunner, P. Parzer u. F. Resch (2011): Welche Probleme berichten Jugendliche mit selbstverletzendem Verhalten? *Kindheit und Entwicklung* 20 (2): 111–118.

Wade, A. (1995): Small acts of living: Everyday resistance to violence and other forms of oppression. *Contemporary Family Therapy* 19 (1): 23–39.

Walrath, R. (2017): Characteristics of adolescents who engage in non-suicidal self-injury. *Psychology and Behavioral Science International Journal* 2 (5): 001–007. Verfügbar unter: https://juniperpublishers.com/pbsij/pdf/PBSIJ.MS.ID.555596.pdf [10.03.2023].

Walsh, B. W. (2006): Treating self-injury: A practical guide. New York (Guilford).

Walsh, B. W. a. P. M. Rosen (1988): Selfmutilation. NewYork (Guilford).

Wedig, M. a. M. K. Nock (2007): The mediating role of self-criticism in the relationship between parental expressed emotion and NSSI. *Journal of the American Academy of Child & Adolescent Psychiatry* 46 (9): 1171–1178.

Wersin, P. u. S. Schoppmann (2019): Selbstverletzendes Verhalten. Wie Sie Jugendliche unterstützen können. Bonn (Psychiatrie).

Wichstrom, L. (2009): Predictors of non-suicidal self-injury versus attempted suicide: Similar or different? *Archiv of Suicide Research* 13 (2): 105–122.

Whitlock, J., W. Lader a. K. Conterio (2007): The Internet and self-injury. What psychotherapists should know. *Journal of Clinical Psychology Session* 63 (1): 135–141.

Whitlock, J., J. Muehlenkamp, A. Purington, J. Eckenrode, P. Barreira, G. B. Abrams, T. Marchell, V. Kress, K. Girard, C. Chin a. K. Knox (2011): Non-suicidal self-injury in a college population: general trends and sex differences. *Journal American College Health* 59 (8): 691–698.

Whitlock, J. a. M. Selekman (2013): Non-suicidal self-injury across the lifespan. Verfügbar unter: https://www.researchgate.net/publication/257297272_Non-suicidal_self-injury_NSSI_across_the_lifespan [10.03.2023].

Winter, D. A. (1992): Personal construct psychology in clinical practice. London (Routledge).

Wolfrath, U., C. Veith, C. Jany u. D. Frank (2002): Depersonalisation und automutilation. *Zeitschrift für klinische Psychologie, Psychopathologie und Psychotherapie* 50 (1): 75–90.

Yates, T. (2004): The developmental psychopathology of self-injurious behavior. *Clinical Psychology Review* 24: 35–74.

Yates, T. M., A. J. Tracy a. S. S. Luthar (2008): Nonsuicidal self-injury among »privileged« youths: Longitudinal and cross-sectional approaches to developmental process. *Journal of Counseling and Clinical Psychology* 76: 52–62.

Zhensong L., X. Huang, H. Zhou a. Z. Chen (2020): Physical exercise, sleep quality, and non-suicidal self-injury in adolescents: A meta-analysis review. *Revista Argentina de Clínica Psicológica* 39 (5): 1036–1047.

Jugendliteratur

Abens, A. u. M. Abens (2010): Schnittstellen: Warum ich mich immer wieder selbst verletzen musste. Köln (Bastei Lübbe)

Maike ist 16: Null Bock auf Schule, Selbsthass, Essstörungen, Migräneanfälle, sie tickt aus, beschimpft ihre Familie, und wenn sie allein ist, dann ritzt sie sich die Haut mit Spiegelscherben, bis das Blut fließt. Regelmäßig. Eine dunkle Zeit. Ganz normale Pubertät? Eine Modeerscheinung? Mutter und Tochter berichten von einer Zeit schmerzhafter Hilflosigkeit, schwerer Krisen, existenzieller Angst. Sie erinnern sich an eine Zeit, in der beider Leben eine empfindliche Gratwanderung zwischen Absturz und Abheben war. Und sie beschreiben den Weg aus der Krise. Ein Buch, das anderen Betroffenen und ihren Familien helfen will.

Bates, D. (2010): Liebt mich! Stuttgart (Planet Girl).

»Ich mag den Schmerz.« Nur beim Ritzen spürt Sophie sich, nur so kann sie ihre Sehnsucht nach Familie aushalten. Dann begegnet sie der Therapeutin Helen Marshall. Helen, die ihr zuhört. Helen, für deren Nähe sie alles geben würde. Helen, die sie retten muss. IHRE Helen. Immer stärker gerät Sophie in einen Teufelskreis aus Abhängigkeit und Zurückweisung. Bis Matt eingreift. Er liebt Sophie. Vorbehaltlos, aufrichtig, geduldig. Ganz allmählich lernt sie, ihm zu vertrauen – und sich selbst. Eine Geschichte, die unter die Haut geht.

Dunker, K. (2009): Schmerzverliebt. Weinheim (Beltz).

Erste große Liebe, ein glückliches Zuhause – Pias Leben scheint in Ordnung zu sein. Doch sie hat ein Geheimnis: Wenn sie unglücklich ist, verletzt sie sich, nach dem Motto »Schmerz, lass nach«. Wie seltsam das ist, weiß Pia genau. Bei Sebastian aber findet sie endlich die Geborgenheit, nach der sie sich so gesehnt hat. Und zum ersten Mal merkt sie, dass sie dem Zwang zum »süßen Schmerz« widerstehen kann. Ihre Befreiung beginnt, als sie sich outet und Sebastian ihr beweist, dass er zu ihr hält.

Websites zum Thema NSSV

www.rotelinien.de [15.03.2023]
Kontakt- und Informationsforum für Angehörige von Menschen mit NSSV

www.rotetraenen.de [15.03.2023]
Selbsthilfe-Community zum Thema »selbstverletzendes Verhalten«

www.projekt-4s.de [15.03.2023]
Deutschsprachige Website mit aktuellen Informationen zu NSSV und Suizidalität der Klinik für Kinder- und Jugendpsychiatrie und Psychotherapie am Universitätsklinikum Ulm

Über den Autor

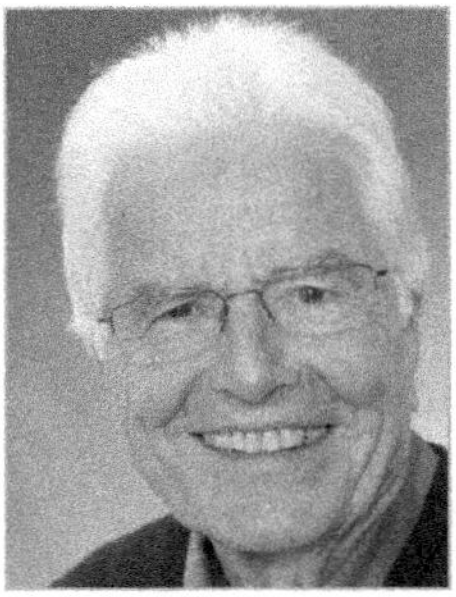

Wilhelm Rotthaus, Dr. med.; Studium der Medizin und der Musik; Ausbildungen in klientenzentrierter Gesprächstherapie, klientenzentrierter Spieltherapie und Systemtherapie. 1983–2004 Ärztlicher Leiter des Fachbereichs Psychiatrie und Psychotherapie des Kindes- und Jugendalters der Rheinischen Kliniken Viersen. Buchveröffentlichungen u. a.: *Wozu erziehen? (*Hrsg., 8. Aufl. 2017), *Systemische Kinder- und Jugendlichenpsychotherapie* (5. Aufl. 2021), *Ängste von Kindern und Jugendlichen* (2. Aufl. 2021), *Suizidhandlungen von Kindern und Jugendlichen* (2. Aufl. 2023), *Schulprobleme und Schulabsentismus* (2. Aufl. 2022), *Ängste von Kindern und Jugendlichen. Erkennen, verstehen, lösen* (2. Aufl. 2021), *Suizidhandlungen von Kindern und Jugendlichen. Erkennen, verstehen, vorbeugen* (2020), *Fallbuch der Systemischen Therapie mit Kindern und Jugendlichen* (Hrsg., 2020).

In der Reihe »**Störungen systemisch behandeln**« sind bisher erschienen:

1	Hans Lieb **Störungsspezifische Systemtherapie**	978-3-8497-0033-1
2	Gerhard Dieter Ruf **Schizophrenien und schizoaffektive Störungen**	978-3-8497-0044-7
3	Wilhelm Rotthaus **Ängste von Kindern und Jugendlichen**	978-3-8497-0069-0
4	Gerhard Dieter Ruf **Depression und Dysthymia**	978-3-8497-0078-2
5	Alexander Korittko **Posttraumatische Belastungsstörungen bei Kindern und Jugendlichen**	978-3-8497-0114-7
6	Elisabeth Wagner, Katharina Henz, Heiko Kilian **Persönlichkeitsstörungen**	978-3-8497-0144-4
7	Wilhelm Rotthaus **Suizidhandlungen von Kindern und Jugendlichen**	978-3-8497-0152-9
8	Gerhard Dieter Ruf **Bipolare Störungen**	978-3-8497-0168-0
9	Michael Buscher, Klaus Hennicke **Psychische Störungen bei Kindern und Jugendlichen mit Intelligenzminderung**	978-3-8497-0184-0
10	Rudolf Klein, Gunther Schmidt **Alkoholabhängigkeit**	978-3-8497-0208-3
11	Thomas Gruber **Sexuell deviantes Verhalten von Jugendlichen**	978-3-8497-0218-2
12	Roland Schleiffer **Dissoziales Handeln von Kindern und Jugendlichen**	978-3-8497-0100-0
13	Helke Bruchhaus Steinert **Sexualstörungen**	978-3-8497-0307-3
14	Rüdiger Retzlaff **Zwangsstörungen von Kindern und Jugendlichen**	978-3-8497-0314-1
15	Wilhelm Rotthaus **Schulprobleme und Schulabsentismus**	978-3-8497-0268-7
16	Manfred Vogt, Jessy Herrmann, Luise Küpper, Florian Schepper **Psychische Anpassungsreaktionen von Kindern und Jugendlichen bei chronischen körperlichen Erkrankungen**	978-3-8497-0338-7
17	Jochen Schweitzer, Christina Hunger-Schoppe, Rebecca Hilzinger, Hans Lieb **Soziale Ängste**	978-3-8497-0195-6
18	Daniel Voigt **Ängste, Panik, Sorgen**	978-3-8497-0373-8
19	Elisabeth Wagner, Christoph Eckert, Katrin Hiesberger-Kamleitner **Borderline-Persönlichkeitsstörung**	978-3-8497-0496-4